桂派名老中医·传记卷

陆敏珠 著

黄汉儒

——壮医带头人

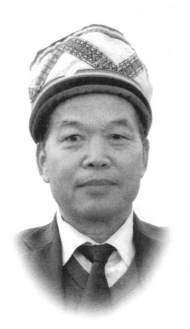

中国中医药出版社

·北 京·

图书在版编目（CIP）数据

壮医带头人：黄汉儒 / 陆敏珠著 .—北京：中国中医药出版社，2018.3
（桂派名老中医·传记卷）
ISBN 978 – 7 – 5132 – 4719 – 1

Ⅰ . ①壮… Ⅱ . ①陆… Ⅲ . ①黄汉儒—传记 Ⅳ . ① K826.2

中国版本图书馆 CIP 数据核字（2017）第 311745 号

中国中医药出版社出版

北京市朝阳区北三环东路 28 号易亨大厦 16 层
邮政编码　100013
传真　010–64405750
廊坊市晶艺印务有限公司印刷
各地新华书店经销

开本 880×1230　1/32　印张 7.5　字数 125 千字
2018 年 3 月第 1 版　2018 年 3 月第 1 次印刷
书号　ISBN 978 – 7 – 5132 – 4719 – 1

定价　35.00 元
网址　www.cptcm.com

社 长 热 线　010–64405720
购 书 热 线　010–89535836
维 权 打 假　010–64405753

微信服务号　zgzyycbs
微商城网址　https://kdt.im/LIdUGr
官 方 微 博　http://e.weibo.com/cptcm
天猫旗舰店网址　https://zgzyycbs.tmall.com

如有印装质量问题请与本社出版部联系（010–64405510）

《桂派名老中医·传记卷》
丛书编委会

李 序

医能济世，药可回春。

远古时代，无数为人防病疗疾的医生，用自己的胆识和聪明才智，跋山涉水，深入民间，寻药采药，遍尝百草……

有的为寻药试药献出了自己宝贵的生命；有的不顾危难去为病人解除病痛；有的以高超的医术使病人起死回生；有的以才智和胆略为人们排忧解难；有的以菩萨心肠救危济困。他们高尚的品格广为后人传颂，人们对此无不思念和敬仰。

在革命战争年代，广大医务工作者在枪林弹雨中，在风餐露宿和缺少医械的条件下抢救伤员，不惜自己流血牺牲，他们一不怕苦、二不怕死的高尚情操十分令人感动。

中华人民共和国成立以来，广大医务人员发扬先辈的优良传统和作风，积极为百姓治病疗伤，挽救生命，保护健康。我区涌现了以"国医大师"班秀文等 28 位全国名老中医为代表的一大批优秀医务工作者。

《桂派名老中医·传记卷》是我区自中华人民共和国成立以来较为系统的第一套汇集广西所有国家级名老中医传记的文学专著，这些老一代中医工作者弘扬国医，自信自强，大医精诚，堪为榜样。书中记录了以"国医大师"斑秀文为代表的一批医术精湛、德高望重的名医名家的闪光人生。我们可以从他们在中医药长河的跋涉中，见证他们高尚的人格、无私的品质和精湛的医术。

医学发展到今天，医疗卫生事业突飞猛进，医疗管理、医疗设备、服务态度、技术水平等今非昔比。这28位医学专家高尚的医德、不谋私利的精神、舍己为人的风范、全心全意为病人解除痛苦的感人事迹，一直在激励后人，催人奋进。

《桂派名老中医·传记卷》是不可多得的医德教科书。28位名老中医是八桂医学的骄傲，是八桂医学的荣耀！

我们应当继续深入做好对广西中医药、民族医药的发掘和整理提高工作，保存和发扬中医药特色和优势，推动传承与创新，弘扬中医药文化，加强中医药人才队伍的建设，加强中医药科学研究，加快名老中医的经验、学术、技能、文献等抢救工作的步伐，推进中医药理论和实践创新。同时，也要弘扬中医优秀专家的高尚品格，为促进医德医风，培养一代医术与医德都一流的医学人才做出新的更大的贡献。

广西壮族自治区副主席　李康

2010 年 12 月

王　序

　　中医药是中华民族的瑰宝，在我国各族人民长期的生产生活实践和与疾病做斗争中逐步形成并不断丰富发展，为中华民族的繁衍昌盛做出了重要贡献。作为中国特色医药卫生体系的重要组成部分，至今仍在维护人民健康中发挥着独特作用。中医药天地一体、天人合一、天地人和、和而不同的思想基础，整体观、系统论、辨证论治的指导原则，以人为本、大医精诚的核心价值，不仅贯穿于中医药对生命、健康和疾病的认知理论和防病治病、养生康复的临床实践，而且深刻地体现了中华民族的认知方式、价值取向和审美情趣，具有超前性和先进性。随着健康观念变化和医学模式转变，中医药越来越显示出其宝贵价值、独特优势和旺盛的生命力。

　　广西地处岭南，中医药、民族医药资源丰富。历史上，无数医家博极医源，精勤不倦，为中医药和民族医药发展做出了积极贡献。广西广大中医药和民族医药工作者认真继承，加快创新，涌现出一批治学严谨、医德高尚、医术精湛的全国名老中医。为了展示他们的风采，激励后学，广西卫生厅组织编写了《桂派名老中医》丛书，对"国医大师"班秀文等28位全国名老中医作了全面介绍。传记卷记录了名医的成长历程、诊疗实践和医德医风。学术卷展示了他们的学术思想和临证经验。这套丛书的出版，不仅有利于读者学习"桂派名老中医"独到的医技医术和良好的医德医风，也将为促进广西中医药和民族医药的传承创新起到重要作用。

随着党和国家更加重视中医药，广大人民群众更加信赖中医药，国际社会更加关注中医药，中医药事业迎来了良好的发展战略机遇期。衷心希望广大中医药和民族医药工作者抓住机遇，以名老中医为榜样，坚持读经典，跟名师，多临床，有悟性，弘扬大医精诚的医德医风，不断成长进步，为我国中医药事业发展作出新的更大的贡献。

卫生部副部长
国家中医药管理局局长

2011 年 1 月

梁 序

在许多涉及中国少数民族的著作和文章里，常常出现一句话："壮族是中国少数民族中人口最多的民族。"

壮族是岭南的土著民，仅从"柳江人"算起，他们的祖先在这里生活了至少有10万年。有人说，壮族祖先真会挑地方，挑了个桂林山水。诚然，岭南气候炎热多雨，草木四季常青，终年百花灿烂，农作物一年可以三熟，适于人类生存。但它也有对人类生存危害极大的另一面。古时草木遮天盖地，环数百里无日色，树下腐叶盈米，虫蛇百菌丛生，湿热闷潮不散，虫蛇袭击，毒菌侵体，人生活其间，伤病频仍。《汉书》载："南方暑湿，近夏瘅热，暴露水居，蝮蛇蠚生，疾疫多作，兵未血刃而病死者什二三。"（《汉书·卷六十四上》）到唐代，"岭表山川，盘郁结聚，不易疏泄，故多岚雾作瘴。人感之多病，腹胪胀成蛊。"（唐刘恂《领表录异·卷上》）宋代广西竟然被称为"大法场""小法场"。《岭外代答》云："昭州与湖南、静江接境，士夫指以为大法场，言杀人之多也。若深广之地，如横、邕、钦、贵，其瘴殆与昭等。独不知小法场之名在何州。"（周去非《岭外代答卷四·瘴地》）该书又说："南方凡病皆谓之瘴，其时似中州伤寒。盖天气郁蒸，阳多宣泄，冬不闭藏，草木水泉，皆凛恶气。人生其间，日受其毒，元气不固，发为瘴疾。"瘴分为冷瘴、热瘴和痖瘴，"冷瘴未必死，热瘴久必死，痖瘴治得其道，间亦可生。"（周去非《岭外代答卷四·瘴挑草子附》）岭北人对岭南之瘴，谈虎色变。壮族祖先在这样的环境中生活，其艰难凶险可知。为了生存，壮族祖先通过顽强的毅力适应环境，努力改变自己的生存空间，在与各种亚热带疾病抗衡的过程中，壮医起了很大的作用。在漫长的历史中，壮人靠什么强身健体？靠什么抗衡百病？靠壮医！扁鹊离岭南太远，鞭长莫及；西医姗姗来迟，百年不到，壮人只能靠壮医。我记得20世纪40年代初，家乡邻村暴发霍乱，人成片死去，当时的政府不仅不救助，还将该村封锁，让一家家死绝。最后还是几个老壮医自告奋勇进去救人，用他们积累的壮医技艺制止了霍乱的蔓延。在我的家乡，除了老壮医，几乎家家都有普及的壮医知识，为防病，家家每天晚上都烧一大锅热水，人人洗热水澡，既可洗去病菌，又可以通经活络。劳动归来，一身汗水，壮人绝不在这时候用冷水冲凉，否则极易发烧。壮人经常发痧、发烧头痛，甚至昏迷，一般自家都能用刮痧、瓷片点刺、艾疗、拔罐等方法进行救治。经过长期实践，壮医产生了一大批壮医师，形成了一整套预防、诊断和治疗的方法，总结出一系列壮药和单方。这些亦农亦医的壮医师，活跃在广大乡村，长达9.3厘米的贵港汉代壮医针具的出土，表明秦汉时期壮医已达到相当高的水平。壮医虽然属于以中草药为主的中医的一部分，但由于成长的环境不同，形成了自己独特的体系。壮医师们总结出了诸多行之有效的诊治方法，如望诊、询诊、按诊、目诊、舌诊、脉诊、腹诊、甲诊、指诊、耳诊、野芋头试诊法、石灰水试诊法、酸橙叶试诊法独具特色。针疗法、灸法、刮疗法、熏法、敷贴法、点穴法、按摩法、滚蛋法、药垫法、热熨法、食物疗法、外伤疗法、跌打损伤疗法、蛇毒疗法等在临床中行之有效。陶针疗法是壮医的独特疗法，有点刺、排刺、行刺、环刺、丛刺、散刺、轻刺、中刺、放血刺等等之分。岭北人谈虎色变的瘴，壮人早有根治之法："南人热瘴发一二日，以针刺其上下唇。其法：卷唇之里，刺其正中，以手捻去唇血，又以楮叶擦舌，又令病人并足而立，刺两足后腕横缝中青脉，血出如注，乃以青蒿和水服之，应手而愈。"（《岭外代答卷四·瘴挑草子附》）壮族依靠壮医排疾健体，使自己生存壮大，终于成为中国最大的少数民族。

然而遗憾的是，对于漫长历史上对壮族的平安、成长、壮大其功至伟的壮医，历朝历代官方向来不屑一顾，不予认可。又由于壮族文化出现上下断裂，壮族上层及其知识分子也极少关注，致使壮医连个名称也没有，更别说著书立说传承了。壮医师大多汉文水平不高，难以著书立说，清代虽然有些壮医师写有一些医著，也有一些中医著作零星记载了壮医壮药成果，但都不与壮民族挂钩，致使壮医默默无闻。壮医因之得不到规范和提高，民间壮医师信心受挫，自称"ywdoj"（土医），但群众称他们为"canghyw"，意思是"医匠"。"匠"表示他们有特殊的技艺，很受尊重。新中国成立以来，国家提倡中西医结合，中医得到了一定的重视，大医院都设有中医科或中医门诊，但在中西医优劣的争论中，中医处于劣势，民族医药更不用说，壮医因之仍然默默无闻。

是珍珠总有荧光耀眼的一天，就等待有心人。有心人终于挺身而出，这就是黄汉儒。黄汉儒并非"汉儒"，他是著名的壮医教授，是改变壮医默默无闻命运的开拓者，是让壮医发出光芒的第一人。古人云："故天将降大任于斯人也，必先苦其心志，劳其筋骨，饿其体肤，空乏其身，行拂乱其所为，所以动心忍性，增益其所不能。"但这还不够，还需要是个有心人。生长于壮家的黄汉儒，对生养自己的壮乡土地有着浓厚的民族感情。在20世纪80年代改革开放初期中国出现的文化寻根浪潮激发下，在壮学兴起的亢奋中，黄汉儒作为中医药学的研究生毅然放弃京沪高薪、高级住房的诱惑与召唤，回到相对贫穷的壮乡，擎起第一面壮医的旗帜，自此一发而不可收。

对这么一位对壮医有独特贡献的人，理应给他树碑立传。陆敏珠女士慧眼识珠，毅然担当起此任。陆敏珠毕业于北京大学，她的专业并非医药，但她有民族生活的底蕴，有热爱民族文化的理念，有弘扬民族传统文化的意志和灵性。她克服壮医专业化对写作的制约，终于写出了这本传记，对黄汉儒做了中肯的评价。这本传记必将对渐为人知的壮医的发展助力。从这本书中我们可以看出黄汉儒对挖掘、研究、发展壮医药所做出的卓著贡献。

第一，给壮医正名。20世纪80年代以前，有关壮族的著作，就连1980年出版的《壮族简史》都没有提到壮医。"壮医"一词是黄汉儒在20世纪80年代初在中国中医研究院（今中国中医科学院）读研究生时，在与指导老师马继兴教授讨论民族医学时提出来的，后来他在若干文章中反复提及。到1993年，《壮族百科辞典》的"壮医"条目中，黄汉儒对壮医下了简要的定义："为壮族人民在生产、生活以及同疾病斗争实践中的经验总结，有其独特的理论体系和丰富的内容，是中国传统医学的重要组成部分，至今仍是广大人民群众赖以防病治病的有效手段和方法之一。"（潘其旭、覃乃昌《壮族百科辞典》）之后，他在《壮族通史》中又做了阐述。"壮医"一词终于得到认可。

第二，编著、主编、参编出版了《壮族医学史》《中国壮医学》《发展整理中的壮医》等，并发表论文和文章，广泛宣传壮医壮药，影响广泛，使壮医在国内引起关注。

第三，首次建立壮医理论体系，同时对壮医的防病方法、诊断方法、治疗方法、单方秘方进行归纳总结，使壮医壮药系统化、规范化和科学化，其与中医的共性和个性得到阐明。并摸索用现代科学解释壮医壮药，促进其健康发展。

第四，走遍广西的山山水水，普查了71个县市，抢救了许多散落在民间的单方、祖传秘方和医案。在此基础上，主编、编撰、主审了《广西民族医药验方汇编》《壮医药点灸临床治验录》《中国壮医学》等众多壮医临床及方药著作，为弘扬壮医壮药做出了突出贡献。

第五，使壮医学在中国医疗系统中成为新星。以往人们提到中国的医疗系统，无非是西医和中医，至多提到蒙医、藏医、维医、傣医，壮医默默无闻。为了使壮医得到认可，黄汉儒准备了充足的材料，终于获得广西壮族自治区卫生厅、自治区民委、自治区科技厅和自治区人民政府的大力支持，陆兵等自治区政府领导亲自关注。没有政府的支持，壮医不可能有今天的地位。黄汉儒不顾辛劳，上下奔走呼吁，最终得到国家中医药管理局、国家民委、科技部等部门的支持。特别是壮医医疗组还应邀为胡耀邦同志治病，使其声誉"井喷"，让人刮目相看。

第六，建立了相应机构。经过多方努力，1985年5月31日国家科委（现科技部）批准成立广西民族医药研究所。广西壮族自治区人民政府将其列为自治区成立30周年重点建设项目，于1988年12月建成。这在壮医历史上是一件破天荒的大事。黄汉儒成为该所的主要创始人，第一任所长。从此，不仅壮医药，瑶医药也纳入了该所的研究范围。黄汉儒和他的团队并未就此止步，而是继续推进，又在2002年建成了第一所自治区一级的壮医医院——广西壮医医院。在这里，壮医和瑶医都可以用科学规范的方法为各族人民诊治各种疾病，这也是一件破天荒的大事。经过黄汉儒和他的团队的努力，2009年自治区人民政府又批准该所升为广西民族医药研究院。壮医有了这些基地，必将大大发展。

第七，组建了壮医团队。黄汉儒虽然是个人先走一步，筚路蓝缕，但他不是单打独斗，而是寻找志同道合的同仁，结成一个勇往直前的集体。广西民族医药研究所刚刚创建时，编制仅 30 人，经过两年的时间，就增到 100 人，现在队伍又进一步壮大。这个团队敢为人先，至今已取得上百项科研成果。此外，黄汉儒和他的团队还走遍乡村，造册登记了数以千计的民族民间医生，成立了广西民族医药协会，开展壮医药区内外学术交流。

第八，培养接班人，建立壮医梯队。这是一个具有战略意义的举措。由黄汉儒开始，壮医破天荒有了自己的研究生，至今已经培养了多届。而经过黄汉儒培养的大专生、本科生和进修生人数就更多了。黄汉儒在培养人才上不遗余力，不仅使壮医有了接班人，形成了梯队，而且能够朝现代科学方向提升。现在黄汉儒虽已退休，年逾古稀，但事业需要他，他也放不下壮医事业，他依然马不停蹄，为建立培养更多壮医人才的基地而奔波。

言之无文，其行不远。我们期望读者通过本书了解黄汉儒，了解壮医，也了解壮族，使壮医这一珍贵的民族传统文化得以继承，得以弘扬，惠及四方。是为序。

时任中央民族大学副校长、教授、博士生导师　梁庭望

2012 年 7 月 13 日于北京

前　言

　　中医药、民族医药是我国各族人民在几千年生产生活实践和与疾病做斗争中逐步形成并不断丰富发展的医学科学，为中华民族的繁衍昌盛做出了重要贡献，对世界文明进步产生了积极影响。新中国成立特别是改革开放以来，党中央、国务院高度重视中医药工作，中医药事业取得了显著成就。

　　广西地处祖国南疆，是全国唯一同时沿海、沿边、沿江的省区，是西南地区最便捷的出海大通道。广西中草药资源丰富，中草药品种居全国第二位。广西是壮、汉、瑶、苗、侗、仫佬、毛南、回、京、彝、水、仡佬等12个民族的世居地，其中壮族是我国人口最多的少数民族。在壮汉等各民族文化的滋养下，广西独特的区位优势和丰富的药材资源，孕育了"桂派中医"这一独特的中医流派，在全国中医行业独树一帜，在东南亚地区也具有广泛影响。

　　近年来，在自治区党委、政府的正确领导下，广西中医药、广西民族医药事业蓬勃发展，百家争鸣，百花齐放，名医辈出，涌现了以"国医大师"班秀文为代表的一大批"桂派中医"名家，他们数十年如一日地奋斗在临床、科研、教学一线，以高尚的医德、精湛的医术赢得了广大人民群众的赞誉。"桂派名老中医"是"桂派中医"的代表人物，在长期的医疗实践中，他们逐渐摸索总结出具有广西特色的一整套方法和经验，为广西中医药、民族医药发展做出了独特的贡献。

为弘扬"桂派名老中医"全心全意为人民群众服务的奉献精神，大力营造名医辈出的良好氛围，调动广大中医药、民族医药工作者的积极性，在广西壮族自治区人民政府和国家中医药管理局的大力支持下，广西实施了"国医大师"班秀文等老中医药民族医药专家宣传工程，《桂派名老中医》丛书就是该工程的成果之一。丛书分为学术卷和传记卷。学术卷在发掘、整理"桂派名老中医"学术思想和临床经验的基础上，筛选出第一批名老专家，将他们数十年的临床体会和经典医案进行系统梳理提炼，旨在全面总结他们的医学成就，为繁荣中药学术、促进中医药事业发展做出贡献；传记卷由专业作家撰写，主要记录"桂派名老中医"的人生经历和成才轨迹，弘扬他们大医精诚的精神，希望能借此探索中医名家的成长成才规律，为在新形势下构建中医药人才的培养体系提供借鉴。

由于时间紧迫，书中错漏在所难免，恳请读者批评指正。

广西壮族自治区卫生厅

广西壮族自治区中医药管理局

2010 年 12 月

自 序

为什么我的眼里常含泪水？因为我对这土地爱得深沉！（艾青《我爱这土地》）

广西壮乡的红土地，亘古不变地生长着野生稻，孜孜不倦地滋养着壮族世世代代的众生。远古壮族先人，迎着从太平洋和南海刮过来的狂风骤雨，文身断发，胼手胝足，筚路蓝缕，劈山掘壤，开发了炎热多雨、草木驳杂、虫蛇横行的岭南，经过漫长岁月的磨难，终于将这里打扮成峒峒是桂林山水，弄弄是阳朔风光的地方，闻名遐迩。

然而，岭南这块土地似乎要让壮族祖先做出更大的牺牲，才能变成祖国南陲美丽的原野。在唐宋元明时代，岭南壮族地区乃是贬谪"犯人"的地方。于是有唐代诗人沈佺期的"昔传瘴江路，今到鬼门关。此地无人老，迁流几客还"的凄美笔迹。宋朝人甚至把广西称之为"大法场"。

古代的广西，气候十分炎热，雷雨频仍，森林茂密，环数百里而无日色，瘴气使人谈瘴色变。加之虫蛇繁衍，百兽横行，成为壮族先人生存的极大障碍，生活在这片土地的壮族先人备受环境煎熬。昔日的红土地，并不像现在这样山清水秀，风光绮丽。

用最典型的例子陈述这些历史。秦皇嬴政统一六国用了十年，可50万秦兵进军五岭时却打了五年之久。是什么帮助壮族祖先西瓯人对抗秦兵？瘴气！秦兵十人有七人倒在瘴气里。那么，壮族祖先靠什么来对抗炎热多雨、瘴气弥漫的恶劣环境，终于成长为中国人口最多的少数民族呢？壮医！壮人依靠壮医来武装自己，对抗瘴气，发展自己，日益壮大。

然而，壮族的医药学是一个长期被忽视、被回避、被冷落"禁锢"的领域。它挣扎在人们暗淡的目光里，没有荣誉，没有光环，只剩下一片肃杀与悲凉。尤其是壮医药的"心灵"也被汉文化的思维习惯严重曲解，被边缘化，甚至被妖魔化与迷信化。

壮医药受到的局限与制约，首先是壮族古文字在秦朝之时出现了断裂，故而给壮族医药的文字传承、规范与系统化的应用带来十分深重的灾难，自此在国人眼里，壮医药学就无从谈起了。

"吹尽狂沙始到金"。壮医药终于在新的改革开放的年代里，得到一位壮医药名家的开掘，立刻光芒四射。这位名家就是讲话有点壮族口音的第一位壮医教授黄汉儒。他总结壮医贤者，师承其思想光辉之路。由黄汉儒等编著的《壮族医学史》一书，无疑最具启迪意义而尤需揭橥于后学者，解决了一个壮医药的重大理论问题。为探讨古壮医药的实践活动的总体风貌及其历史规律，黄汉儒创立了"壮族医学传统文化"这一新的领域，将古壮医的思想与实践活动有机结合起来研究。在壮医药的历史起源等许多方面，黄汉儒提出了全新的概念。换言之，黄汉儒为壮医药的发掘、整理和科学应用做出了卓越贡献。

　　壮医药不像中医，有现成的医药经典可以研究。如同蔡景峰先生所说："撰写壮医史，要到整个民族的广大民间去调查、去收集材料，到浩瀚如烟的汉族历史文献中去'大海捞针'，这样一点一滴地积累，然后加以分析、综合、研究，这个艰苦的过程，局外人是无法想象的。面对着壮医药的'满案文牍'，特别是在壮族文字应用很不普遍的情况下，书的第一作者黄汉儒先生，对壮族医药学的理论做出的初步总结，完全是借助全国通行的汉字进行总结的，这是何等的不容易！它凝聚着作者们以及围绕作者们的工作而提供服务和资料的无数专家、学者以及普通劳动者的心血和劳动结晶，真可谓是'白手起家，从头做起'"他们为此而付出的时间和精力是无法用言语来形容的。

　　在一般情况下，壮族医药学保存在广大壮族地区的民间。因此，一批批得到黄汉儒先生启示的壮医学者，陆续到壮族地区的民间去收集材料。这种通过口头语言的实地调查，量大亦质朴，要花大量精力去收集、整理、分析、综合，加以总结。首先是记录口耳相传的口头文献，其次是乡间田野对壮医临床实践进行零距离的观察；然后把口头文献里的一些朴素、未经认真整理加工、缺少理论或只有粗放的理论进行修正，与临床实践相对照。这个过程可想而知是何等的艰难。

　　古代的古壮字并未付诸通行实用，在民间只能借助汉字来记载其医药经验。壮族研究工作者们经过长期努力收集，所获得的民间医药几乎全是手抄的验方、单方、秘方等一类文书，其中绝大部分是从清代到民国时期的手抄本，亦缺少理论内容，特别是系统的理论内容。正如《壮族医学史》一书中所说："这是出于种种原因一直没有人对其进行归纳、整理和提高。"那些奋斗在壮医药挖掘、总结领域的学者值得尊重，而黄汉儒作为壮医学系统研究第一人，更应得到我们的尊重。

　　壮族作为祖国南疆一个人口众多的土著民族，是最早发明水稻种植的民族之一，形成了浓郁的稻作文化，并渗透到壮族生活的方方面面。壮族人甚至把水稻看作是生命的象征。稻作文化从经济生活演化成为一个民族核心的观念、生命的观念，形成了对水稻的特殊心理。这个文化背景深刻地影响了壮医药的形成与发展。在壮医药的蒙初，壮族先民还没有很明确的医药概念，他们面对大自然各种树木和野果，为了果腹常常误食一些不知名的野果、野菜，随后常常发生中毒、呕吐甚至死亡。在这样恶劣的生活环境下，这个地区疾病泛滥，先民们为了求得生存，在劳动和生活中不断地实践和总结经验，逐步意识到有些植物对人体有毒，而有些则能治病，从而促成了原始医药的萌芽。远在中原就有"神农尝百草，一日而遇七十毒"的传说，在南方古骆越国也同样有"药王"能治百病的传说。这个时期的壮医药概念，在壮族初民的思维中逐渐形成，各种医学名词、术语、草药名称开始逐步在壮族先民的意识中显现。

首先是壮医学所说的"阴阳"思想的形成，这是壮族先民们对天地运行规律逐渐认识、对人及万物的洞察了解逐渐深化的结果。壮族先民们从日月、白天黑夜、男女、雄雌、热冷等自然社会现象中总结出了阴、阳规律，即相互联系的阴、阳对立统一规律，从而形成了壮医最初的概念。

　　"土医""土药"是外族对壮族医药的别称，但它们形成了独具特色的医疗理论体系，为人类医药健康填补了一个个空白。

　　鲁迅先生讲得好："唯有民魂是值得宝贵的，唯有他发扬起来，中国才有真进步。"

　　壮民族的文明，不仅仅只用时间和一个年限的记载来规定，它更多地凝聚了壮民族始祖布洛陀及先民们的辛劳和智慧。

　　黄汉儒为之追探了50多年，尤其是对壮医药学的钻研与壮医药学文化的弘扬，几乎耗尽了他毕生的精力。

　　黄汉儒学贯中西，是全国名老中医之一，享受国务院特殊津贴学者，于1943年4月出生在广西忻城县堡流村。1965年毕业于广西中医学院（现广西中医药大学）。1982年毕业于中国中医研究院（现中国中医科学院），获医学硕士学位，是广西第一个壮族中医硕士。曾任广西民族医药研究所所长、中国民族医药学会副会长、中国民族医学协会副会长、广西民族医药协会会长、广西中医药学会副会长、《民族医药报》社社长、主任医师、硕士和博士研究生导师、广西壮族自治区政协委员、全国人大代表，是国家中医药管理局民族医药专家组成员、全国民族医药工作先进个人。黄汉儒长期从事中医临床、壮医临床、医史文献研究和壮族医药的发掘、整理及研究工作，曾应邀出访泰国、越南等国进行学术交流，受到东南亚医药界同仁的高度关注。黄汉儒先后发表论文80多篇，出版学术著作8部，是我国壮医药学科的主要创建者和学术带头人。黄汉儒的论文代表作《关于张景岳生平及著作的若干考证》《关于壮族医学史的初步探讨》《壮药源流初探》《靖西县壮族民间医药情况考察报告》等先后荣获广西壮族自治区优秀论文奖；《壮医理论体系概述》获国家科学技术委员会批准召开的首届国际民族医药学术研讨会优秀论著一等奖；黄汉儒为第一编著者的《壮族医学史》一书确证了壮医药在历史上的客观存在、发展水平和发展规律；他主编的《中国壮医学》，首次系统地提出了壮医的基本理论体系并通过专家鉴定，被誉为壮医发展史上的里程碑。《壮族医学史》荣获中国民族图书一等奖、国家图书提名奖、国家科技进步三等奖（科技著作);《发掘整理中的壮医》荣获全国民族民间医药优秀论著二等奖；他主持的《壮医理论的发掘整理与临床实验研究》，荣获广西科技进步二等奖和中华中医药学会科技奖；他和黄瑾明教授共同主持的《壮医药线点灸的发掘整理和临床研究》，荣获广西医药卫生科技进步一等奖和国家中医药科技进步二等奖；其他主要著作还有《壮医药线点灸疗法》（合著）《壮医药线点灸临床治验录》（合著）

《中国传统医学概览壮医药》《壮族通史壮医药》《广西民族医药验方汇编》等。

50多年来，黄汉儒专注于壮医药学的挖掘、整理等工作，以至达到忘我的境界。然而，我更为黄汉儒"不为良相，则为良医"的思想精神和人格魅力所震撼。黄汉儒对壮医药事业的执着热爱，在他兢兢业业的工作和充满激情的生活中表现得淋漓尽致。

"担当身前事，何计后身评"的大志与大爱，使得黄汉儒执著于中医、壮医药的研究，几十年如一日。经过顽强不懈的努力，黄汉儒成为壮医药学科的主要创建者和学术带头人，名副其实，当之无愧。

黄汉儒是当代壮族医药学知识的追求者，具有埋头于壮医药学术研究的志士风范，更是壮族医药学的挖掘者、整理者和传承人。他以扎实的中医、壮医药专业知识，强烈的创新意识和宽广的国际视野，赢得了同仁对壮医药的高度重视与关注。黄汉儒为壮医学的整理、挖掘、传承、创新、崛起所做出的突出贡献是有目共睹的。如同黄汉儒在《壮族医学史》一书里所描述的，为此他不知牺牲了多少休息时间，他常常在夜深人静的时候，与他团队的各位医学专家挥笔耗墨。

"知人论世的智者，兼善天下的仁者，乐天知命的通者"。黄汉儒的名字犹如一个闪光的坐标，标志着成就、勇气、个性，五十多个春秋，他尝试了中医、壮医药之味，因此记录了他的人生悲喜与酸甜，也记录了当今时代里中医、壮医药的沧海桑田。回顾过往，黄汉儒说："我这一辈子都在寻找，寻找的是蓬勃饱满的健康生命。"中国传统的民族医药是他狂热的、执着的、一种生命的激情。

黄汉儒五十多年风雨兼程的生命羁旅，一分一秒地垒筑起这位一生在为中医壮医药挖掘、开发、传承、创新的学者的生命高度。辉煌的背后是常人难以承受的艰辛。"天将降大任于斯人也，必先苦其心志，劳其筋骨，饿其体肤，空乏其身，行拂乱其所为，所以动心忍性，增益其所不能……"

立志中医学、拓展壮医药学的黄汉儒的人生，犹如一支射向靶心的箭——"开弓没有回头箭"的箭，一辈子不偏不倚地就奔着这一个目标的箭。

黄汉儒与壮医药的关系，可以说是生命里的基因，前生投缘的关系。壮医药不是他的学业、专业、职业、事业、伟业，而是他的呼吸、他的生长、他的身家性命、他的存世意义。

黄汉儒当了一辈子中医师、壮医师，从踏进广西中医学院的那一天开始，直到今天古稀之年，他仍然耕耘在壮医药这片土地上，激动并兴奋着，就像陷入恋爱中不能自拔的英俊少年。"壮医药"是他永远的新娘，初恋的狂热一直持续到黄昏恋，始终恋不够。过去世人看不起壮医药，把壮族的医学说成"迷信、陈旧、狭隘"，黄汉儒因此憋着一口气，几十年如一日，一定要把壮医药进行系统的挖掘、整理、分析、创新。黄汉儒在整理、分析之时，不采用传统方式，而是以创新的精神，重新将灿烂的壮族医药学文化发扬光大，让全中国乃至全世界真正认识到"壮医药"的价值——这就是黄汉儒挖掘、整理、分析、创作的《中国壮医学》所追求的目标。不了解黄汉儒的人只看他整天跟这些草草木木打交道，殊不知，黄汉儒从来就不是一个只为壮医药"衍生、克隆、转嫁"的"大红娘"，也不是一个单纯对壮医药"吟诗弄月"的"自我娱乐"式的医学文人。他肩负着维系人类健康的重任，密切地关注着时代的进程，他的思考更是从未停止过。黄汉儒是壮医药的赤子，他的心中只有壮医药。

黄汉儒秉承"不为良相，则为良医"的思想、信念而追逐理想，从韶华到而立之年他在罗城仫佬族自治县工作，一干就是 13 年。之后他为了弘扬中医和挖掘壮医药，含泪割舍下亲爱的妻子和幼女，毅然踏上开往北京的列车，到中国中医研究院攻读硕士研究生学位。

我采访黄汉儒先生时，他怀着激动和忧虑的心情说："壮族是我国少数民族中人口最多的一个民族，壮医、壮药都有待人去挖掘、整理、创新和传承……"黄汉儒朴实的话语让人们看到了壮医药的未来与希望。这也是黄汉儒研究生毕业后放弃北京、上海等大城市的优厚工作条件，毅然决然回到令他魂牵梦绕的红土地的原因。

我在想，黄汉儒先生为壮医药所做的一切，为壮医药耗费的心血，不能简单地用"壮医学泰斗"这几个字来诠释，囿于本人的见识、学养和心性诸方面的不足，眼高手低，力不能逮。

书不尽言，言不尽意。至今仍找不到更合适词语来形容和表达人们对黄汉儒先生"大爱"之心的敬仰！

今日的壮医药，已经形成了本民族自己的医药学体系，受到国内外的关注，光彩夺目，这与壮族医学先贤薪火传承，以及黄汉儒和他的团队的努力是分不开的。

黄汉儒五十多年对中医、壮医药的研究、挖掘、整理和传承，就好比"滴水能把石穿透"一样，他不断地鼓励自己，鞭策自己，为壮医学事业做出更大的贡献。

陆敏珠

2017 年 9 月

目　录

黄汉儒 壮医带头人

1

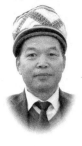

黄汉儒壮医带头人

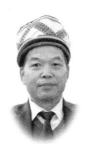

一、生命朝辉篇

1. 儒风盛兴的村庄

闻名遐迩的"壮乡故宫"位于广西忻城县翠屏山北麓，秦朝之时忻城属桂林郡地，汉高祖三年（前204年）至西汉元鼎六年（前111年）属南越国地；隋朝属始安郡地；唐朝贞观初置忻城县，为芝州治；天宝元年（742年）改称忻城郡。悠久历史的忻城，是"周安八寨起义"古战场，拥有古朴的壮族特色建筑群。

忻城县位于广西中部，红水河下游，东临兴宾区，西依都安县，南接上林县，北连宜州市；东北与柳江县交界，东南与兴宾区、合山市接壤，西北与都安县相连，西南与马山县接靠，2003年属来宾市人民政府管辖。2008年末总人口为41.05万，境内有壮、汉、瑶、苗、仫佬、回、满等15个民族，其中壮族人口占90.7%。城关镇为县人民政府所在地，人口大约为3万人。全县现辖五镇七乡。自古以来，这里民风勤劳、朴实、倔强，外柔内刚、宽容更是这里百姓的品性。

忻城历史悠久,人文荟萃。在这片古老的红土地上,早就彰显出它的古老文明,"土司制度"是古忻城郡的一朵闪亮的奇葩。

红土地中部红水河南面的崇山峻岭中,有一条长 20 多公里、宽约 2 公里的南北向比较平坦的峡谷地带,在这片形如河流的峡谷平地中部,堡流村宛如一艘大船,在万顷碧波中前行。自古以来这里被风水先生称之为"龙船庄",居住在"龙船庄"的有 200 多户壮族人口。

堡流村,在忻城、上林县一带颇有名气,源自它水文化的渊源历史。水的源头来自于村头;深潭清水溪流,一条溪流长年累月从不干涸。据说,明代以前的堡流村也是倚靠这一条溪流而生,溪水潺潺抚育着"龙船庄"世世代代的村民。堡流村那般诗情画意中,满溢恬静淡然,令人几近陶醉的文化感情,让人情不自禁感到,祖国的南大门是多么美丽和恬静!

堡流村这个群山环绕的村庄,人杰地灵。居住在这里的 200 多户壮族村民选择了对读书的亲近。堡流村人文鼎昌,无论经商还是为官,均儒雅十足,礼仪有加。堡流村有"贾而好儒"的传统,非常重视子弟的教育。自古以来,送子读书在堡流村蔚然成风。无论生活贫富与否,堡流村的村民皆以送子读书为荣耀。新中国成立前,堡流村里就

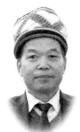

用"公田"来资助村民的小孩读书，它拥有着要求上进的村风。新中国成立后，堡流村的读书之风更加盛行，截至2008年年底，堡流村全村共有中专、高中学历以上人员400多人，有博士2人，硕士6人，本科53人，大专毕业65人。由于堡流村送子读书成了周边县市村的一段佳话，因此也受到上级领导的关注与重视。1996年7月，全国人大民委副主任陶爱英同志到该村考察调研时欣喜地发现，该村农民和在外工作的村籍人员自愿捐款，自发成立了一个村级助学基金会（《桂中日报》曾做报道），给每年考上中专以上学校的村民子弟颁发奖学金。这在广西乃至全国恐怕都是罕见的。

黄汉儒，壮医药学第一位教授，出生于1943年1月31日。在这个儒学兴盛的山村里，他的家族故事一直被后人传颂。

2. 旺族世家

黄汉儒家族祖辈在堡流村当地可称得上是名门望族。在他家的祖屋大门上悬挂着一块红底金字的大牌匾，上

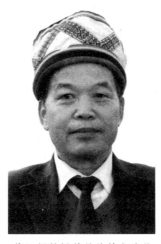

黄汉儒教授着壮族特色头饰

面刻着"光前裕后"四个大字。史料记载,"光前裕后"出自南朝·徐陵《欧阳頠德政碑》,又有"方其盛也,绰有光前"之说。《尚书·仲虺之诰》云:"垂裕后昆。"宋·王应麟《三字经》云:"扬名声,显父母,光于前,裕于后。"裕于后:遗惠后代。为祖先增光,为后代造福。总而言之,"光前裕后"的意思是形容人功业伟大,即彰显光大前人的功业,亦谓功业胜过前人的精神。仅此而语,黄汉儒祖族家世,成了堡流村乃至方圆百里周边村庄赫赫有名的名门望族。

堡流村在当时也算得上是一个数一数二的大村庄,村上居住的黄姓人最多,其次为何、李、蓝、韦等姓氏。堡流村最大的特点是居住的村民全部都是壮族。由此,这个村的生活习俗、信仰、观念也就没有"异样"了——和谐相处是堡流村最大的优点。村附近建有一所初级小学,据说是用老庙宇改成的学校。

黄汉儒的祖母也是本村人,她出生于蓝家。黄汉儒的母亲何贡生也是本村人。因此,黄汉儒这个大家族都是土长土生的本村人,他们无论生活习俗还是观念与信仰都十分融合。

在堡流村里的黄姓族人最多,其余就是蓝姓族人、何姓族人,他们在堡流村都算得上是大姓人家。

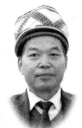

　　黄汉儒的祖父黄菊标和伯祖父黄菊茂在村里算得上是有头有脸的人物。黄菊茂担任"团总"，黄菊标则是"师爷"的角色，两家人实为一家，同出入一个大门。据黄汉儒回忆，他小时候还能看见大门正堂上挂着"光前裕后"红底金字的牌匾，土改后，这块牌匾就不知去向了。

　　黄汉儒祖父的"师爷"称谓，在清代最盛行。它出自《清稗类钞》，指的是那些被清代地方官吏聘请来协助处理行政事务的人，又称为幕友，相当于今天的秘书和顾问。能让人称"师爷"的人都具有深厚的国学涵养和扎实的文字功底，以及丰富的社会阅历。"师爷"也常被人倚为"智囊"型的人。他们能左右着他人的决策和意向。

　　黄汉儒回忆说，黄家大族建有一座颇具壮族特色的大院，祖父"师爷"先生，收藏着一些书籍和文房四宝（黄汉儒至今还收藏一方祖父留下的清砚），家族的经济条件在当时的堡流村算是富足。祖父虽然经商但还是以家中务农为基础。他也喜欢书画，闲暇之余看书、写字。凭着祖父天生超强的记忆力，使他在学识造诣上与高祖不相上下，在堡流村这堆乡土"泥腿文人"堆里，黄汉儒祖父的威望很高。

　　黄汉儒祖父娶蓝氏女为妻，生下黄汉儒的伯父黄显昭和父亲黄义昭。他们过着自给自足的小农生活，存有余钱便买田置产。

后来黄汉儒的祖父也是因为这"师爷"的缘故，为公正处理一些邻里纠纷事务而遭到他人暗算与加害，过早地离开了人世。

黄汉儒的伯祖父黄菊茂是当地"团总"，更是堡流村知名度较高的人物。堡流村这个奇特的村庄，不但是个读书村、文化村，也是个"救国救民"以慈悲为怀的村庄，新中国成立前夕，这里还是游击队出入频繁的地方。黄汉儒的一个叔公黄菊枢，1947年参加了游击队。与黄菊枢一起参加游击队的村民还有黄菊干、黄菊松、黄菊锦、黄菊健、黄菊庆等。新中国成立后，这些人有的成为县乡基层政权的负责人，有的成为人民解放军的营、团级军官。这就是黄氏族人在当时堡流村身份、地位显赫的原因所在。

黄汉儒的祖父黄菊标，自幼接受过良好的私塾教育。他除了勤奋好学、颇有文化之外，还具有一定的经商头脑。黄汉儒父亲很小的时候，他的父亲就开始教他读书识字。母亲蓝氏识字不多但勤劳贤惠，而且是个颇有个性的妇女。

在祖父黄菊标短暂的生命里，给人留下的印象是聪明，能吃苦，节省，思想灵活而且眼界开阔。祖父黄菊标的口头禅是："吃不穷，勤劳就不穷；用不穷，人无计算一

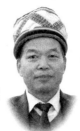

世穷。"那个年代，谁会盘算，谁就能过好日子；不会盘算的人，你给他金山银山也都是空的！祖父黄菊标把每年自家省吃俭用结余下来的稻谷加工成白米，挑到堡流村的集市去卖，还零售给附近的劳苦樵夫和手工业者。他还采用碾碎的米糠喂鸭子、猪出售等办法，逐渐地积攒了一笔钱，赎买回他人的田产，总计14亩。这在当时的堡一带就算相当宽裕的人家了。

祖父黄菊标尝到精打细算、发家致富的甜头，他带领一家人继续勤劳，省吃俭用。在这个家里没有吃闲饭的人，黄汉儒的父亲年纪尚小之时也得干一些割猪草之类的轻活，大一些了就要到地里干活。在祖父致富理念的推动下，一大家人过着暖融融、甜蜜蜜的生活。若不是祖父黄菊标过早辞世，也许黄家人的生活会永远沿着祖父的生活理念继续向小康奔去。

黄汉儒的祖母是一个十分慈祥的老人，小时候虽没有接受过正规的文化教育，但跟黄汉儒祖父结婚后，由于丈夫是个受过教育、知书达理之人，夫妻共同生活潜移默化地影响着她。黄汉儒的祖母勤劳、质朴，在对待儿子、孙子上更是严格要求。她最看不惯那些游手好闲、败家或糟蹋庄稼的人。由于丈夫过早离世，生活苦楚，又带着未成年的儿子，黄汉儒祖母的生活十分艰难，这也让黄汉儒祖母的个性更加坚强。为了给丈夫申冤，黄汉儒祖母单枪匹马到县衙喊冤，经过她坚持不懈的努力，终于得到好心人和官府的支持，加害丈夫的恶霸得到严惩。若黄汉儒祖父在天有灵，当含笑欣慰矣！

黄汉儒祖母所做的一切，堡流村村民看在眼里，记在心里，对她的敬重之情倍增，也因此在堡流村留下了善解人意、慈祥的印象。每当乡里乡亲，甚至外村之人遇到困难或不公正的事，都喜欢找黄祖母进行调节。由于黄祖母为人处事公道讲理，深明大义，无论在堡流村还是周边乡村寨都颇有声望，是人们称赞的村里几个慈祥奶奶之一。

黄祖母虽是个识字不多的老太婆，但她的智慧才华，深藏不露，全部彰显在孙子黄汉儒身上。她经历过人生的波折，开阔的胸襟气度、纯厚正直的心地都潜移默化地影响着黄汉儒。

黄汉儒的伯父黄显昭，10岁的时候走失不知去向。为了维持黄家生活的日常开销，黄汉儒的祖母开始沿着丈夫的生活轨迹，拖着年纪尚小的儿子，也就是黄汉儒的父亲坚强地生活着。开始，她经营一些小本生意，但她并不放弃田地里的庄稼，这是黄汉儒祖母比一般农民和生意人都要高明的地方。通过经营一些小本生意，她懂得了无商不富的道理；另外，还必须以农业为基础，因为她知道万一

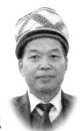

生意亏了本，一家老小还能靠土地生活。为此，农忙时节，生意再好她也不会放弃田里的农活。实在忙不过来，就把儿子就是黄汉儒的父亲带到田里帮忙，或者雇一两个零工，确保经商、种地两不误。黄汉儒祖母的这种做法深深影响着黄汉儒的父亲。

　　黄汉儒祖母挣到的钱，除了一日三餐开销外，其余就用于黄汉儒父亲读私塾。黄祖母虽然没有上过一天学，但跟黄菊标结婚后，从丈夫身上潜移默化地学到了很多东西，如生意上的经营、对孩子的教育等。

　　随着时间的推移，黄汉儒的父亲慢慢成长为英俊潇洒的小伙子。他和黄汉儒的母亲是同村人，从小就认识，并遵循壮族数千年的习俗，结为百年之好。

　　黄汉儒父亲遗传了父母良好的基因，加上又得到良好的私塾教育，在堡流村也算得上一个读书人。除了耕种14亩地外，他还与他人合伙做一些榨油磨坊等小生意。因省吃俭用，他攒了一些钱，然后继续扩大经营范围。为了照顾家里的14亩地，黄汉儒的父亲雇用了一个长工。虽说雇用的是长工，但黄汉儒父母却把他当家人看待。

　　黄家在黄汉儒父亲聪颖的头脑经营下，在当时的堡流村生活已达到小康的水平。勤劳的一家人，日出而作，日落而息。父母整年为生活操劳，时至今日，黄汉儒仍然对

黄汉儒壮医带头人

此记忆犹新。

在黄汉儒入学不久，噩运接连降临。首先是他的父亲黄义昭脸颊上长了一个大脓包，大概是因为牙龈脓肿引起败血症，得病不到一个月就去世了，年仅37岁。当时的黄汉儒才7岁。在这世间上，还有什么比幼年丧父更令人悲痛呢？黄家人痛哭着抱成一团，但也不得不去面对这个残酷的事实。好在黄汉儒的母亲何贤生是一个十分能干且有主见，同时意志十分坚强的壮族妇女。从此，黄母便承担起了抚养老人和两个未成年孩子（黄汉儒和弟弟黄汉杰）的担子。

黄父去世后，母亲接过家庭生活的重担，更是起早贪黑地拼命苦干，黄家田耕全靠家里请的一个长工（名叫蓝桂宗）帮忙打理。蓝桂宗是附近板桐村人，年龄大约十七八岁，黄汉儒管他叫桂宗哥。田里的农活主要靠母亲和蓝桂宗完成，农忙时也请亲戚、朋友们帮一帮。全家人种稻种麦，圈里养猪，栏里养牛，空闲时间还得上山砍柴，下河捞鱼，补贴家用。但黄家的生活还算过得不错，这也全凭黄母治家有方，黄祖母内助得力。

黄汉儒的母亲自从丈夫去世后，便把全部精力与关怀都放在了黄汉儒和弟弟黄汉杰的身上，这也是黄汉儒的父亲所希望的。黄汉儒是黄家的长孙，说起来还真有一段不

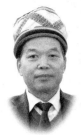

寻常的故事。他父母结婚好几年都没有怀上孩子，后来黄祖母听当地算命先生的话，带着母亲到一处面向"笔架山"的祖坟叩头。说来也怪，自从烧香拜祖坟之后，黄汉儒母亲过了不久果真就怀上了黄汉儒。当然，这不过是巧合罢了。

黄汉儒从小就表现出喜欢读书的天赋，6岁即上学的小汉儒，生就一副圆圆的脸蛋非常活泼可爱，很招人喜欢。黄汉儒活泼、健康、快乐地成长着，黄族家人看在眼里，喜在心里。黄汉儒小学读书的第一个启蒙老师是黄群昭先生。在黄氏家族的辈分排行中，他是小汉儒的叔叔，既是叔侄，又是师生的关系。他在当地也算是一个儒学渊博的先生。"汉儒"这个名字就是在黄群昭老师的提议下，经他的父母同意，同时也在他们再三斟酌推敲后，给取定的一个学名。"汉"是黄家族排辈称，"儒"是指读书人。"儒"字源于佛儒交融、思想探微、融华夏之经典，探人生之沉浮。"儒"也是中华千年文化之精髓、仁爱博学的集中体现。

黄汉儒的父辈们给黄汉儒取"汉儒"这个名字，是对黄氏家族后代寄予了莫大的希望。黄汉儒的祖辈知书达理，助人为乐，一直以来为堡流村的佳话。邻居们称赞他们是干活不惜力的人，乐善好施之人，不仅对妻儿很好，对邻里也是和睦相处，有时还把自己用血汗换来的钱财赠予比自己穷的人。他们的骨子里充满着热心公益事业的品性。祖辈良好的品性，得到了村里人的尊重。每每村里或宗族祀期"三月三节""修协司事"、捐通族祭会等，他们都捐谷斗或捐钱，祖辈的"人伦大义"在堡流村更是有口皆碑。

黄汉儒的父亲也是一个喜欢读书的人，这无形中对黄汉儒的影响很大，使得黄汉儒不但学习很努力，而且还养成了砺志的品性。黄汉儒在很小之时就显露出了记忆力较强的长处。上小学和初中的时候，他就已经读完了《三国演义》《水浒传》《西游记》等名著，并且能给同学、朋友们滔滔不绝地讲述故事内容。黄父特别注重对儿子的教育，不管生意有多忙，他都会抽出时间来跟儿子玩耍，教儿子读一些书。黄父的一言一行、一举一动对黄汉儒性格的形成影响极大。

黄汉儒遗传了祖父和父亲的基因——记忆力特别好，父亲教过的字和一些小典故，他都能记在心里。在小的时候，黄菊温、黄群昭，黄香志、黄燕昭等多名老师又引领他读"千字文"《三字经》以及《论语》《孟子》。这些经典古文给后来黄汉儒的古文打下了坚实的基础。尤其在他今后的行医道路上，打下了深厚的文史基础和历史功底。

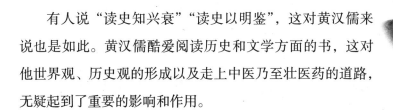

　　有人说"读史知兴衰""读史以明鉴"，这对黄汉儒来说也是如此。黄汉儒酷爱阅读历史和文学方面的书，这对他世界观、历史观的形成以及走上中医乃至壮医药的道路，无疑起到了重要的影响和作用。

黄汉儒壮医带头人

二、亲情呵护篇

1. 人间处处有真情

故乡升起的袅袅炊烟，村前溪流泛起的水声都寄托着黄汉儒童年的梦想。家庭的变故让年少的黄汉儒十分难受，但也唤醒了他的求知欲望。

1949年秋，黄汉儒进入学校，当时的校长是黄菊温先生。在堡流村按黄氏家族的辈分排列，黄菊温先生属于黄汉儒的叔公辈。其余老师有黄群昭、黄香志、黄燕昭等人，他们同黄菊温先生一样也是黄家族人，也都是当地有名气的读书人。同期和黄汉儒入学的小伙伴还有黄胜光、黄维昭、黄直昭、何兴志等。黄汉儒的童年是在琅琅书声和小桥流水的陪伴下度过的。

老师的栽培、父亲的悉心呵护与教导对小汉儒都有着深刻的影响。童年的黄汉儒读书很是刻苦用功，加上他小时候记忆力较强，许多东西不仅能背诵，而且能够默写出来。黄汉儒回忆道，小时候父亲经常给他讲创业、学习的故事，并以祖训"读书好，耕田好，学好便好；创业难，

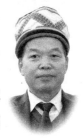

守成难，知难不难"来鼓励他。书房里文房四宝齐备，父亲闲时就跟孩子一起读书、练字。宽大的祖屋经常传出朗朗的读书声。

可悲的是，人的一生可以回味过去的一切，却难以预知未来。黄汉儒入学不久，黄父突然病故，这对黄汉儒的母亲是个沉重的打击。原来小汉儒父亲的脸上长了一个脓包，起初脓包很小，没有在意，后来小脓包慢慢恶化，黄父高烧昏迷，不到1个月就去世了。笔者采访黄汉儒先生时，他回忆起当时父亲的病情感慨地说："父亲的病大概是牙龈脓肿引起败血症，因当时医疗条件落后，又缺医少药，最终导致病情恶化，父亲患病不到1个月就去世了，年仅37岁的父亲就这样离开了我们。"

父亲的突然病故给未成年的黄汉儒带来了致命的打击。在人类情感中，有一种普遍存在的炽烈而持久的爱，这便是父爱和对父亲的爱。在短短的一个月里就失去了父亲，这怎能不令年仅7岁的黄汉儒撕心裂肺，号哭失声。

夕阳西下，黄汉儒常常静立在村前的溪流边，看着淙淙的溪流出神。亘古不枯的溪流，写不尽少年黄汉儒对父亲无限的思念。

生活上的拮据和精神上的折磨并没有击垮这一家人。生活的艰辛迫使黄汉儒过早地成熟。年仅9岁的黄汉儒，不得不像成年人一样担起这个家"男主人"的重担，肩负起料理黄家事的责任。他每天除了上学，还要放牛、割草、打柴等。笔者采访黄汉儒时，看到了黄汉儒的左手小指至今还留有一条3厘米长的疤。黄汉儒说："这是当时割牛草时被镰刀割伤留下的伤疤。"

黄汉儒的母亲是个十分勤劳能干的女人，黄家的菜地长满了瓜果、青菜，除了满足一家人所需外，余下的瓜菜便拿到菜市上去卖，换些钱回来，补贴家用。

有一次，黄母从菜地里摘了10把南瓜苗叫黄汉儒拿到街上去卖。黄汉儒遵照母亲的交代，一毛钱两把，但当天正好遇到街上菜农多，别的菜农都以一毛三把，甚至一毛四把的价格卖，而黄汉儒则坚持一毛卖两把，结果他一把也没卖出去，把菜原封不动地带回家。黄母看着儿子满脸愧疚又心怀委屈地把菜拎回来，难过地说："孩子呀，你连卖菜都不会，只怕将来真的没饭吃了！"黄汉儒一辈子都记得母亲的这番话。祖母站在旁边没有吱声，她深知儿子过世后，这个媳妇很不容易，她能把这个家支撑起来是多么艰难啊。她看在眼里，疼在心里。昔日娇柔的媳妇，今天却成了这个家的顶梁柱。黄祖母时时嘱咐黄汉儒和他的弟弟黄汉杰："你们一定要跟定母亲，帮母亲分忧愁、挑担子，她去哪里，你们就跟到哪里，绝不让母亲想不开而丢

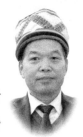

下你们。"黄祖母把最大的希望寄托在孙辈身上，时刻嘱咐黄汉儒务必认真读书。祖母的话成了黄汉儒幼小心灵的指路明灯。

在学校里没有同学歧视黄汉儒，也没有人把他当另类看待。尤其是黄汉儒的同班同学黄胜光，出身于贫农家庭，他的妈妈除务农外，还做一点贩卖旧衣服之类的小生意。在学校，黄胜光有时还会给黄汉儒送一两件衣服和作业本。还有同学黄直昭，每当他家后院的梨成熟时，他总不忘摘几个给黄汉儒吃。除他们之外，还有黄香昭、黄先昭等同学，他们给了黄汉儒多方面的关心，从来不让别人欺负他。在黄汉儒承受社会压力和精神磨难的同时，得到了同学们无微不至的关怀，这在当时是多么难得的真诚和友谊啊。黄汉儒在这样的双重环境中度过了他四年初小的快乐时光。

1953年秋，黄汉儒考入忻城县古蓬镇古蓬完全小学读高小。当时安良小学离堡流村较近，只有几华里，大部分同龄人都选择在安良小学读书，但黄汉儒的母亲却让黄汉儒到古蓬完全小学就读，那里离堡流村20多里地。黄母之所以让黄汉儒去那里读书，是因为古蓬完全小学有个表哥韦焕民在该校任教导主任。她希望儿子能得到表哥在学习和生活上的关心和照顾。学校的校长何峙峰先生是跟堡流村相邻的板凌村人，与黄家人认识。黄汉儒临走前，母亲对他说："你去古蓬读书吧，困难的时候你表哥会帮助你的。"果然，表哥韦焕民无论在学习上还是生活上都对黄汉儒很关心照顾。后来黄汉儒才知道，韦焕民表哥很早就参加了革命，新中国成立就已是一名中国共产党党员，晚年还享受了这个学校为数不多的离休待遇。

刚到古蓬小学，班主任石民翘先生安排黄汉儒和一个名叫石英鸾的女孩同桌。黄汉儒从小就是一个腼腆的男孩儿，第一次和女同学同桌，这让他急得哭了起来，也让老师和同学不知所措。同时，这事也把老师和同学们都逗乐了。

黄汉儒的语文老师石民翘先生是一位知识很渊博、书法功底很好的老师。刚开学不久，石老师就惊奇地发现黄汉儒的语文基础不错，这得益于祖父和父亲在黄汉儒很小的时候对他的教育与栽培。石民翘先生是个很爱才的好老师，当他发现黄汉儒是个读书好苗子的时候，则对黄汉儒倍加呵护。黄汉儒白天下课和晚上自习后总是喜欢一个人待在教室里读书。他的每一次语文考试成绩，在班里也总是名列前茅。

两年的高小生活是黄汉儒第一次离家去那么远的地方读书。堡流村离学校二十多华里，这时的黄汉儒只有 11 岁，但他每周坚持从家里挑着柴火和玉米头去学校读书。

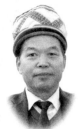

身为学校教导主任的表哥韦焕民先生，常常在课余时间到黄汉儒住的大宿舍里，鼓励他努力学习，有时还往黄汉儒手里塞上一两元钱。表哥韦焕民无论在经济上还是在思想上都给了黄汉儒很多帮助，尤其在精神上鼓励黄汉儒，希望他将来能成为一个对国家、对人民有用的人。

黄汉儒的村里还有两个远房叔公，名叫黄菊干和黄菊松，他们的家庭成分也被划为"地主"。但他们也跟表哥韦焕民一样，参加了地方游击队，成为人民政府的好干部。亲戚们选择的道路，再次告诉黄汉儒一个道理：出身不由己，道路可选择。这也让黄汉儒逐渐意识到努力学习的重要性，只有知识才能改变命运。

黄汉儒高小第四学期开始不久就得了一场大病，其实就是疟疾。黄汉儒连续一个多月发冷发热，头痛欲裂难忍，再不能坚持到古蓬读书了，他只好向学校请假回家治疗。黄母为了儿子的病可急坏了，但家里经济困难无法上医院，只能找草药治疗。后来还是祖母从老壮医处弄到了一个秘方，用新鲜青蒿绞汁喝下，服了几次果然见效，发冷发热、头疼等症状就没有了。黄汉儒的病情虽然得到了缓解，但身子瘦得不成样子，头发几乎掉光了。黄祖母看着瘦得只剩皮包骨的孙子，很是心疼。听人说狗肉能温补，老祖母每隔几天就到附近遂意街上买回一罐炖好的狗肉给黄汉儒

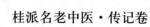

调补，终于把黄汉儒从死亡线上拉了回来。老祖母看着长孙的身体一天天恢复，心里有说不出的高兴。病愈后黄汉儒回到学校，由于治病耽误了许多功课，古蓬完小的老师希望他补读一个学期后再上初中，但黄汉儒很自信地对学校老师说，他的学习能跟得上同学们，不想留级。黄汉儒的恳求打动了校领导，经学校领导研究同意，特批准黄汉儒参加同一届的初中入学考试。真是"大难不死，必有后福"，最终黄汉儒以第 11 名的成绩考上了古蓬中学初中部。

六年的中学生活也是黄汉儒人生轨迹中极为重要的转折。黄汉儒的一些人生观及事业志向都在这一时期逐渐走向成熟的。

2. 睿智的母亲

古人云："孝子之养也，乐其心，不违其志。父母之所爱亦爱之，父母之所敬亦敬之。"在忠孝不能两全时，黄汉儒之所以会选择为祖国民族医学尽忠，正是因为有了这样一位深明大义的母亲，而这也正是黄汉儒真正的大孝。

黄汉儒在堡流村是出了名的大孝子，在学业有成、功成名就之时，他始终念念不忘在故里生活着的母亲，无论工作多忙，黄汉儒都尽可能做到一个儿子所应尽的那份孝心。

黄汉儒的外祖父为其母取名贤生，期望女儿相夫教子，

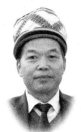

一生贤淑。何姓家族在堡流村也是个大户人家,何父平时最疼爱的就是小女贤生。贤生不仅容貌端庄,而且善良勤劳,从小就会干农活和管理财物。经济条件不错的何家,让儿时的贤生充满了无限的梦想。她的生活生机盎然,童年、少年的梦常常令她回味无穷,遐想连篇。

堡流村有送子女读书的优良传统。因此,何贤生也有幸上学校读了几年书。跟黄汉儒的父亲黄义昭结婚后,她就成了黄家的顶梁柱。在求助祭拜于祖坟和"笔架山"后,何贤生30岁才生下黄汉儒。

黄汉儒小时候长得很像母亲,圆圆的脸庞,高高的前额,清亮的眼睛,十分讨人喜欢。不久,黄母又生下了黄汉儒的弟弟——黄汉杰。兄弟俩的到来,不知给了黄家带来了多少快乐。

黄汉儒的母亲抚养儿辈,操持家务,养鸡喂猪,锄园种菜,样样活都干。她把全家人的生活安排得有条有理,稳稳妥妥。因此,她自然也成了这个家庭中最忙碌、最辛苦的人。她的贤惠、治家勤俭在堡流村是出了名的。黄家家业兴旺,在一定程度上也得益于这位默默操劳的贤内助。何贤生这位性情温厚、略带有几分刚毅的壮族妇女给黄家带来了许多快乐。

何贤生跟她母亲一样,信奉佛教。平时农历初一、十五之日，她经常带着黄汉儒和弟弟汉杰求签问卦，到板凌村一座很有名气的"古威"庙烧香，家里供奉着神佛和列祖列宗。

何贤生一生虔心向佛，心地善良，具备了壮族妇女温、良、恭、俭、让的优良品质。她对丈夫体贴入微，对儿子的调皮、倔强也能够宽容对待。黄家在何贤生的精心呵护下，成了一个幸福、和谐的家庭。但好景不长，何贤生的丈夫因突发疾病过世，使得这个幸福的家庭一瞬间失去了主心骨。尤其是对童年黄汉儒的打击，如同山洪暴发。

然而母亲一双明晰温柔的眼睛，闪动着悲伤而圣洁的光。这时黄汉儒对孟郊的"慈母手中线，游子身上衣，临行密密缝，意恐迟迟归"的理解更为深刻了。

黄汉儒母亲的一生，像无数自食其力的农家劳动妇女一样，是勤俭谦逊的一生。黄汉儒回忆道，母亲一辈子务农，在清贫中度过了一生。在种种困难面前，她精心赡养年老多病的祖母，悉心呵护黄汉儒兄弟俩。

黄汉儒的母亲勤劳俭朴，善良淳厚。据黄汉儒回忆，他第一天上学是母亲带他走进学校的。母亲给他缝制了书包和铅笔袋，殷切地对他说："孩子，你以后可要在这里好好读书，长大了做一个有作为的人。"

有时在学校跟同学闹矛盾，黄汉儒就会跑回家向母亲

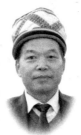

哭诉，这时候，母亲总会帮他擦干眼泪，用平和的语气对他说："孩子，人都会犯错误的，我们首先要检讨，这样才可以化解同学间的矛盾。我们要懂得原谅他人。"那时候的黄汉儒听不明白妈妈讲的道理，只是觉得委屈，别的孩子在学校被欺负了，父母都会出面解决，而他的母亲从来不出面替他说话。等到大了，懂事了，黄汉儒才明白母亲的一片苦心，母亲是用一颗宽容的心对待他人。母亲说，宽容是一种美德。母亲一言一行深深地影响着黄汉儒。

黄汉儒回忆道："记得一年冬天祖母病了，为了请医生，母亲拖着瘦弱的身体在寒风中往返。她清早起来就为我们做好早饭，自己顾不得吃上一口，就先把热热的稀饭送到祖母手里。经过二十天的治疗，祖母的病好了，母亲却累倒了，但母亲从来没有说过一句'累了'的话。我心痛得哭了。心中暗下决心，长大了也要做个像母亲一样善良孝顺的人。"

"日子过得很快，我离开母亲到外地求学。那时，母亲总是耐心地教我衣服怎么洗、扣子掉了怎么钉；叮嘱我晚上睡觉盖好被子；要懂得团结同学，互相帮助；晚上外出路上要小心……我无论多大，在母亲眼里永远是个孩子。"

壮族妇女是勤劳节俭的。早在布洛陀时代就有"克勤于邦，克俭于家"的古训。

黄汉儒壮医带头人

黄汉儒的母亲不但以自己的高尚品德影响儿子，也支持儿子乐于助人。即使丈夫去世后，划为地主家里财产被没收，黄家一贫如洗的时候，黄母仍然不改善良济贫的品德。至今在堡流村一带还流传着黄母乐于助人的故事。

　　黄汉儒喜欢读书，尤其喜爱文学著作和古籍。父亲生前留下的书，黄汉儒都读遍了，但这仍然满足不了他的欲望。黄汉儒的母亲就是再穷也要拿出钱来让他买书，以满足他的求知欲。她心里很明白儿子喜欢读书，除了源于本身的兴趣外，很大程度上是受丈夫和老师的影响。

　　黄汉儒的父亲生前最大的爱好就是读书，从少年到中年，孜孜不倦，始终不息。他不仅自己喜欢读书，也关心儿子们的读书情况，只可惜他过世太早没能看见黄汉儒长大成人。这也是黄汉儒母亲最伤心之处。黄汉儒的母亲没有辜负丈夫的遗志，无论生活有多艰难，都不会忘记对儿子的教育。

　　黄汉儒的母亲在劳动之余很喜欢给儿子们讲故事，通过故事启发黄汉儒做人做事的道理。一次黄汉儒的母亲给他讲了一个寓言故事，题目是《骆驼跳舞》。骆驼决心成为一名舞蹈家。它说："要使每一个动作高雅完美，这是我唯一的愿望。"它一次又一次练习足尖旋转，反复用足尖支立身体，单腿站立，伸前臂，抬后脚，每天上百次地重复这

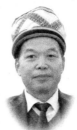

五个基本姿势。在沙漠似火的骄阳下，它一直练了好几个月，脚起了泡，浑身酸痛不已。骆驼说："现在我是一名舞蹈演员了。"它举行了一场表演会，邀请了评论家和一些朋友来欣赏。骆驼在观众面前翩翩起舞，跳完后，它向大家深深鞠了一躬，可是却没有一位观众为它鼓掌。其中一个声音说："作为一名评论家和这群伙伴代言人的我，必须坦率地对您说，您的动作笨拙难看，您的背部弯了，圆鼓鼓的，凹凸不平。还有，您现在成不了舞蹈演员，将来也成不了。"观众们大声嘲讽着，然后穿过沙漠离开了。"你们这样认为错了。我刻苦训练，我喜欢，我渴望成为一名舞蹈演员，而且现在我觉得自己就是一名舞蹈演员。我跳舞觉得快乐，我要坚持跳下去。"骆驼真的这样做了，也因此愉快了好些年。黄汉儒听得入神。黄母对儿子深情地说："人不要为别人注视的目光而做、而活，要为自己快乐的心而努力。义无反顾地做自己喜欢的事，别人的评价让它去吧。"笔者采访黄汉儒的时候，黄汉儒对母亲讲的寓言故事，至今仍记忆犹新。

黄汉儒在母亲的教育下从小就养成了勤快的好习惯。他每次在地里锄草，别人锄一遍，他总是要锄上两三遍；放牛时，他用长角铁篦子给牛梳毛，因此，牛身上从不藏虱子；黄汉儒家养猪，猪圈也总是被他打扫得很干净。黄

黄汉儒壮医带头人

汉儒白天跟村里的小伙伴去上学，放学回来就帮着母亲干农活。他和大人一样到田里干农活，学会了扶犁掌耙、播谷下种等农活。家中的每一件事，黄汉儒都努力地帮着母亲，为母亲分忧。就是母亲让他到集市卖瓜苗之事，尽管他没做好，但也按母亲的意思去做了。当母亲看到儿子提着原封不动的瓜苗回家时，忍着眼泪对黄汉儒说："儿子你怎么这么倔呀，以后怎么养家糊口……"面对已是汗流满面的黄汉儒，黄母不忍再往下说了。她希望儿子在今后的生活中能成为精打细算、兴家立业的人。不过黄汉儒的兴趣不在这里，他喜爱的是书，每当夜幕降临，黄汉儒就在灯下看书，他常常看到半夜三更，这时母亲总是催他早点睡，莫熬夜，否则会把身体搞坏的。每逢这时，黄汉儒总是答：好，就睡了，就睡了。可是，他没有吹灭那盏桐油灯，却用蓝布被单遮住了窗户，不让灯光透出去，就这样一直读到深更半夜。

在生活上黄汉儒也很俭朴，家境贫困的他穿的是粗布衣衫，吃的是粗茶淡饭，并从小就养成了珍惜粮食的好习惯。无论什么场合，他从不浪费一粒粮食。这种良好的习惯一直保持至今。

黄汉儒吃苦耐劳、勤俭持家的品质，以及为家业孜孜不倦的奋斗精神是值得我们尊敬的。他勤劳俭朴、刚毅顽

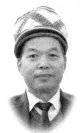

强的性格，很大程度上来自母亲何贤生对儿子的严格要求。客观地讲，这对黄汉儒的成长是有积极影响的。这也使黄汉儒能够深刻体会人生的艰辛和生活的不易。正是在母亲的严格要求下，少年的黄汉儒才能够在艰苦的劳动和俭朴的生活中体验农民的疾苦，加深对劳动和劳动人民的感情，磨炼出勤劳俭朴的优良品质。

当然，少年的黄汉儒之所以能够终成大器，主要还是靠自己的努力。这种努力表现在他的执著和刻苦学习上，更主要的是黄汉儒勤于思考、敢为天下先的精神。艰难而又贫困的家境，不仅磨炼了黄汉儒不畏艰难的意志，也促使他日后干出一番事业。

通过劳动和生活实践，黄汉儒不仅继承了壮族人勤劳的品德，也深深地体会到了母亲的疾苦；学会了做人的道理，也懂得了"母德子孝"的深刻含义。

3. 继父的呵护

有言道："蝎子尾，黄蜂针，最毒不过后父心。"

黄汉儒的继父蓝茂荣也是逐意乡弄昆屯人。他性格沉默寡言，有一条腿是残疾的。据说，他在小时候就得了病，左腿关节骨膜粘连僵硬，因而落下了终身残疾，走起路来一拐一拐的，能做一般农活。他的憨厚、诚实、善良在村里是出了名的。他的前妻和儿女全部早亡，只有孤身一人，

黄汉儒壮医带头人

但家庭条件尚好。

　　黄汉儒一家从父亲病故，到长工辞退、财产充公，一切变故打破了家庭的平静生活。母亲成了一家的顶梁柱，一个人承担着家里家外的一切。土改后黄家分到了四亩多地，仅靠黄母一个人打理。当时黄汉儒刚满9岁，上面还有年老多病的祖母。为了支撑这个家，黄母思前想后，经过再三考虑，决定给黄汉儒兄弟找个继父，也为自己找个帮手，分忧解难。于是蓝茂荣便成了黄汉儒的继父。

　　蓝茂荣虽然身残，但志不残。他在农活方面上很有一套，讲起话来十分和蔼，黄汉儒兄弟十分喜欢听。蓝茂荣谙知诸多农事，如二十四节气、种收节气、从播种到春大米要经过多少道工序等等。闲时，蓝茂荣就跟黄汉儒兄弟聊农耕趣事，兄弟俩听得十分开心，不仅让他们的好奇心得到了满足，也学到了不少知识。

　　每一次继父跟黄汉儒聊开春种植问题时，黄汉儒都很认真地听，也乐意去做。继父说，家里准备种些瓜果蔬菜，汉儒自然成了继父的帮手。继父的腿脚不大利落，黄汉儒就负责挑水浇地。在生活上，继父对小汉儒也是无微不至地关怀。一次，小汉儒到山上砍柴，不巧天下起雨来，天色很晚了小汉儒还没回家，这可把母亲和继父急坏了。继父拖着不利落的病腿一拐一拐地沿着山路艰难地行走，一

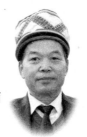

边喊着汉儒的小名。这件事让黄汉儒很感动，至今仍在脑海中，仿佛就是昨天发生的事。

人们常说"后爹"不中用，"后爹"心肠黑。可黄汉儒继父的品行让那些带着世俗眼光看人的人无地自容。黄汉儒与继父的感情很深，继父对小汉儒的关爱和悉心呵护是无法用语言形容的。

1955年7月，年仅12岁的黄汉儒以优异成绩考上了古蓬中学初中部。这对黄家来说本该是件高兴的事，但这时已是"家徒四壁"的黄家却为黄汉儒上初中要交14元的学费而犯难了。这14元的学费让黄母犯愁了。站在母亲身边的继父说："汉儒长大了，娃聪明乖巧，我们可以苦自己可不能苦了孩子，钱可以想办法，可千万不能误了孩子的前程……"继父盘算着把家里唯一值钱的小牛卖了。他对黄汉儒的母亲说："把一头小牛变卖成钱，给汉儒交学费吧……"继父的一席话感动了全家人。

黄汉儒的继父是个说一不二的人，第二天天没亮，他就牵着小牛赶往古蓬街牛市。由于路途比较远，他早早就得出门，担心去晚了集市散了。

当继父把小牛牵到集市后，整整一天，没有一个买主问津。饿了一天，没有把小牛卖出去，只好等到下一个集日。那天继父跟黄汉儒一道，牵着小牛到了集市。但集市

黄汉儒壮医带头人

上的人都快走光了，还是没有一个买主。黄汉儒父子失望地牵着小牛往家走。路过一个叫"堡豆"村的村边，遇到了一个好心人，答应给 14 元，把小牛牵走。继父紧紧握着这 14 元钱，激动与幸福的泪水在老人的眼里滚动着。黄汉儒上初中的学费有着落了。

黄汉儒目睹了事情经过，他十分感激继父为他做的一切，用一头牛为他交了学费。黄汉儒对继父和母亲发誓，一定要好好读书，做出成绩，不辜负继父和亲人对自己的希望。

1955 年 7 月，黄汉儒上初中了。黄汉儒学习十分努力，上学刚刚半年，学习已有很大进步，又能写一手好文章。在学校，他涉猎了更多的书，掌握了许多文史知识。这时黄汉儒的抱负更大了。期末考试，他的成绩优异，让老师、同学们刮目相看。

在中学的日子，不管学习多忙，他都会写信把自己学习和生活的情况告诉继父和母亲，让他们放心。

继父对黄汉儒能够取得优异的学习成绩十分欣慰。更让继父欣慰的是，黄汉儒不仅是个有出息的孩子，还特别懂得孝敬老人。黄汉儒大学毕业工作后，每年他都会挤出时间，带着夫人跟孩子回老家探望年迈的继父，并说服继父到罗城和南宁跟他们一起生活。黄汉儒回忆："继父也曾

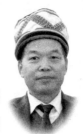

到南宁和他住过相当长的一段时间，让他能对继父略表绵薄孝心。"继父90岁后生病之时，黄汉儒和夫人还亲自回老家侍奉于床前。

继父对黄汉儒无微不至的关怀与呵护，让黄汉儒读书更加努力。黄汉儒天资聪颖，英才早发，很得老师的赏识。读书勤奋的他有着博闻强记的优点。除了熟读古文，柳宗元的《捕蛇者说》、范仲淹的《岳阳楼记》，以及诸多唐诗宋词，黄汉儒都能完整无误地背诵。毛泽东的几十首诗词，上初中时他就能背下来。对一些"杂书"他也十分喜欢，像上"正课"一样圈圈点点。在他的记忆中，小说中的人物和情节大都记得清楚，并能在讲故事和写文章中灵活运用。

古蓬中学是一所师资较强、学习氛围很浓、学风良好的学校。黄汉儒在古蓬中学初中第18班，班主任黎老师毕业于广西师范学院中文系。黎老师说话和颜悦色，温文尔雅，对学生则要求十分严格，有时甚至近乎苛刻。在老师看来，读书的目的就是通过了解历史兴衰更迭的典故，学会为人处事的方法。但对这个年龄层次的孩子来说，一时还不可能懂得课文的全部含义，现在只要求把它读熟了，随着年龄的增长，慢慢就会有所领悟并从中汲取有益的东西。从第一节课开始，黎老师就给黄汉儒和他的同学们留下了极为深刻的印象。

黄汉儒常想自己很幸运，能有如此知识渊博的老师教他，他学习的劲头就更猛了。黄汉儒如饥似渴地读着老师要求读的书。黄汉儒的语文成绩非常优秀，在班里名列前茅。他撰写的一篇名为《我的故乡》的文章，在全校征文比赛中获得第一名。学校给黄汉儒的奖品是一本《卓娅和舒拉的故事》。黄汉儒在学校里有了一定的知名度，也因此很得黎老师和同学的器重。特别是黎老师由衷地希望黄汉儒能再接再厉，将来成为作家之类的名人。

当时学校的初16、初17、初18班三个班的学生，大都是来自山村的孩子，一小部分来自城镇。一些城镇的学生自以为见多识广，看不起山村来的学生。但学校的每一次考试或各种比赛，几乎都是山村来的学生们榜上有名，而且多是名列前茅。尤其是黄汉儒的语文成绩，让那些来自城镇的学生很是佩服。他们常常向黄汉儒打听学习成绩背后是否有什么秘诀，让黄汉儒快点告诉他们。

"功夫不负有心人"，黄汉儒这个"泥巴佬"，无论学习还是生活都得到了同学们的认可与赞誉。但黄汉儒并没有因此而有一丝丝的骄傲，仍谦虚地向父辈、兄辈和同辈们学习。

黄汉儒在年龄较小之时就很崇敬那些聪明勤奋、事业

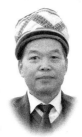

有成的兄辈和父辈。古蓬中学是一所有着光荣传统的学校，是忻城、上林两县许多革命前辈的摇篮，是凡茂春老县长、老校长亲自创建的，它曾为革命队伍培养了许多人才。在黄汉儒之前就有第8班的罗英雄、第13班的黄菊利等师兄，跟黄汉儒同一届的有凡绍山、兰荃彬、韦启佑等同学。黄汉儒以这些前辈和师兄为学习榜样。罗英雄曾就读于北京大学，毕业后成为一名核物理专家。黄冠德曾就读于中国人民大学，毕业后从政，时任广西电视厅副厅长和广西电视台台长。黄菊利和黄汉儒同是堡流村人，从辈分上排，黄菊利是他叔公。黄菊利兄弟较多，艰苦的生活磨砺使他早熟，立志高远，勤奋好学。他不负众望地考上了广西大学土木工程系，成为堡流村第一个大学本科生。毕业后分配到广西综合设计院工作，任该院的高级设计师和院长。因工作突出，又先后出任了广西北海市副市长、自治区建委副主任、正厅级巡视员。凡绍山、兰荃彬、韦启佑大学毕业后分别在中国科学院、中央民族大学和军工部门工作，创造了优异成绩而名闻故里。这些前辈和同学对黄汉儒的成才产生了不同程度的影响。这中间既有亲人们的呵护影响，也有前辈楷模的引领作用。这是黄汉儒一生弥足珍贵的财富。在部队工作的叔公黄菊枢，更是黄汉儒一辈子终生难忘的大恩人。

黄汉儒壮医带头人

4. 叔侄情深

亲情无价，叔公之爱胜于"父爱"。黄汉儒终生难忘"叔公爱"之情。"仁"亦大爱，黄汉儒的叔公为黄汉儒倾注了一生的爱，精神上与物质上的悉心呵护。

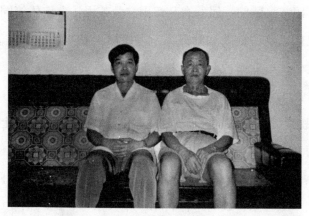

1998 年 8 月黄汉儒教授与叔叔黄菊枢

黄汉儒的叔公叫黄菊枢，中等身材，炯炯有神的双眸，轮廓分明，其表情丰富非笔墨所能形容。他一辈子为军人，但没有使人战栗发抖的横眉竖目。他经常处于沉郁多思状态，但当他说话的时候，这种表情便消失了，露出一副人们所能想象得出来的最令人愉快而又最优雅的微笑。此外，还有他那专心致志、深思远虑的神态；而凌驾于所有显著表情之上的还有一种沉着、冷静、果断的神情和刚毅无畏的气概。他更有一种毫不造作的威严，他正直的品格在黄

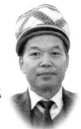

汉儒看来是无与伦比的。黄汉儒记忆中的叔公，永远是他学习的榜样。

黄菊枢与黄汉儒没有直接的血缘关系，在族内论辈分，他是隔着几代的黄汉儒的远房叔公。三岁时，他父母双亡，成了孤儿，是黄汉儒的祖母把他当作亲弟弟接过来抚养的，这样就成了黄汉儒的叔公。

后来，黄汉儒的祖父被人陷害，黄汉儒祖母孤儿寡母实在无力继续抚养，才将黄菊枢转送给她娘家的兰家抚养，并改为兰胜枢。黄汉儒叔公长大成人后念念不忘黄汉儒祖母当年的恩情。参加游击队后，又把名字改为黄菊枢。对黄汉儒的祖母他像"长嫂"般尊敬。1955年，他从西安军官学校回家探亲，专门探望黄汉儒的祖母，住在黄汉儒家里，跟黄汉儒睡在一张床上。黄汉儒这时才真正感到自己不是什么"地主仔"，觉得自己有这样一个共产党的军官叔公十分荣光。在那个艰难的年代，叔公成了黄汉儒的经济依托和精神支柱。黄菊枢对黄汉儒的祖母说："您就把这孩子交给我吧！我一定把他送进大学，培养成对国家有用的人才。"黄汉儒的每个月的生活来源几乎都是叔公提供的。叔公还常常写信给黄汉儒，叮嘱他一定要努力学习，主动靠近团组织。"不要因为家庭出身不好而有抵触情绪"。叔公教导他一定要德、智、体全面发展，学做人，严格要求

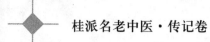

自己，为将来的事业打好基础。

黄汉儒至今还保留着叔公写给他的几十封信。每每翻看这些信，黄汉儒心中都感到无比激动。这些信成为激励黄汉儒不断前进的动力。

叔公结婚了，叔奶也跟叔公一样能干，他们仍给予黄汉儒无微不至地的关怀，关心着黄汉儒的成长。从上学的读书费用，到日常的衣食住行，叔公都为黄汉儒提供。叔公有四个孩子，他们都把黄汉儒视为大哥，兄弟之间感情融洽，亲密无间。2010年春节，已定居加拿大的叔公的小儿子黄伟平专程和爱人远渡重洋，回国看望大哥黄汉儒，在黄汉儒家度过了除夕夜。他们把黄汉儒视为"长兄"，在中国传统文化里，"长兄"视为"父"。

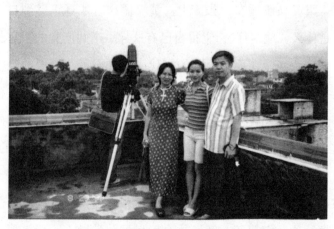

黄汉儒教授幸福的一家

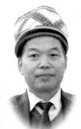

　　黄汉儒上高三之时，突然患了一种原因不明的病，表现为胸痛、咳嗽。症状持续了一个多月，曾在古蓬卫生院诊治，但没有好转迹象，反而越来越严重。古蓬卫生院的医务人员怀疑黄汉儒患了肺结核，要对他进行隔离治疗。此时，黄汉儒叔公黄菊枢得知了这个消息，立刻把黄汉儒接到贵县（现贵港市）他所在的部队，送进了191医院，请军医对黄汉儒进行全方位的检查。结果排除了肺结核，经过治疗，病情很快好转。在医院黄汉儒还结识了一位叫张家全的军医。

　　由于得病的原因，医书成了黄汉儒的挚友。天生与书结为挚友的黄汉儒到书店买了一些医学书籍回来读，一本针灸专家朱琏撰写的《新针灸学》让黄汉儒如获至宝，爱不释手，废寝忘食、如饥似渴地读着。很快黄汉儒就把这本书读完了。之后他买来几根银针，照着书上讲的穴位在自己身上试针。就连张家全医生都感到十分惊奇。也许这是冥冥之中"上帝"给黄汉儒今后从事中医学、壮医学研究埋下的种子吧！1961年黄汉儒通过考试，被广西中医学院（现广西中医药大学）录取，成为一名真正的医学院大学生。当时同班的一些学生，对中医的很多名词、概念感觉模糊和难以理解，而黄汉儒则已读懂了中医的阴阳、五行、脏腑经络等基本理论，加上他高中语文基础比较扎实，

黄汉儒壮医带头人

学起中医来如鱼得水。

黄汉儒曾经有过今后成为一名作家的梦想，但因为自己的"地主仔"身份而难以如愿。黄汉儒经历过了那场大病后，明白了一个道理，不论今后从事什么职业，只要从"以人为本"的思想出发，都可以成为对社会有用、受民众爱戴的人。正如古人所云："不为良相，则为良医。"

叔公黄菊枢一辈子在军营度过，从新中国成立前打游击到1979年的自卫还击战，黄菊枢先后任过连长、营长和县武装部政委，还兼任县委书记和地委委员。叔公为人耿直，刚正不阿。"文革"中，广西的许多地方出现过武斗和打死人的事件，而在叔公担任县武装部政委和县委书记的尊化县和东兴各族自治县没有发生任何武斗，更没有出现人命案。他下令所属部门坚决制止武斗和乱杀人。外地的"造反派"来外调，要他编造一些整战友的材料，被他坚决地顶了回去。

叔公因对舞剧白毛女讲过一句所谓不恰当的宣传语，而被"四人帮"污蔑为反对"样板戏"，几乎被查办，直到"四人帮"垮台才得以澄清。从黄菊枢的品质中，我们看到了一个军人真正的正能量，看到了一名优秀中国共产党党员的情怀。

笔者采访黄汉儒时，这位壮医药教授已是古稀之年，

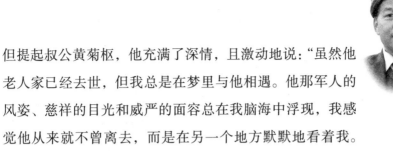

但提起叔公黄菊枢，他充满了深情，且激动地说："虽然他老人家已经去世，但我总是在梦里与他相遇。他那军人的风姿、慈祥的目光和威严的面容总在我脑海中浮现，我感觉他从来就不曾离去，而是在另一个地方默默地看着我。这或许是缘于他曾经带给了我很多美好而深刻的回忆吧，而这些记忆没有随着时光的流逝而淡去，反而萦绕在心头变得更加清晰。面对阴阳相隔的现实，我才发现，原来我对叔公的怀念既是一种幸福，也是一种莫名的痛楚，所以想在有生之年把叔公的一些感人经历整理出来，既是为了缅怀他，也是为了便于后世尊仰。"叔公是黄汉儒一辈子学习的楷模和榜样。

黄汉儒壮医带头人

三、学而不倦篇

1.刻苦学习，初露峥嵘

困乱不明的时代，往往给人留下启迪的思考与智慧。1958 年，黄汉儒初中毕业升高中的时候，正是中国的"钢铁年代"，也是黄汉儒那代人最难忘的"青春开始的年代"。他们那份奔涌在心中的激情，打开了一扇大门，也使他们创造的平民史诗的梦想成真。

1958 年，轰轰烈烈的大炼钢铁运动风起云涌，全国上上下下，从农村到城市，连学校也要停课炼钢。黄汉儒所在学校的师生们被分成了若干个支队，有的负责砌土炉，有的负责拉风箱，有的负责肩挑或车拉运铁等。黄汉儒所在的班被安排到离学校 20 华里外的东河乡的一座峭陡大山中砍柴烧炭。

尽管黄汉儒在家时也上山砍过柴，但从来没有烧过炭，缺乏这方面的经验。不过对黄汉儒这个初出茅庐、乳臭未干的中学生来说，烧炭这活儿的确很新鲜。刚开始，黄汉儒和他的同学们觉得烧炭很好玩，充满了新鲜和好奇。烧

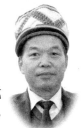

炭时同学们哼起了大诗人杜甫的《卖炭翁》。"卖炭翁，伐薪烧炭南山中，满面尘灰烟火色，两鬓苍苍十指黑……"烧炭这活儿看似简单，但烧起来真不容易。黄汉儒和同学们烧出来的炭怎么也不合格，为此他们不得不去向烧炭师傅请教技艺。

1959年，大炼钢铁运动进入尾声，黄汉儒和同学们也步入了高中。经历了大炼钢铁，黄汉儒的思想变得成熟了许多。看似简单的烧炭，使黄汉儒懂得了知识的宝贵，在学校他学习更加努力了。

天生厚道的黄汉儒跟老师、同学们相处得很融洽。他尊重师长，学习刻苦，各科学习成绩都不错。特别是作文，几乎每学期的成绩总是全班第一。他的作文常常被老师拿来作范文，在班上读给同学们听。每当老师批改黄汉儒的作文时，常常情不自禁地叫好，有时还把黄汉儒叫到宿舍，当面评论并给他指点。国文老师常对同宿舍的一名老师说："我教了几十年的书，从没有见过这样好的学生。我得多花点心血，就是呕心沥血也心甘情愿。"黄汉儒喜爱读书，尤其喜爱读文学和古文方面的书。学校图书馆一排排高大的书柜摆满了各种古今中外的文史名著，它深深地吸引着黄汉儒。黄汉儒对读书喜爱，除了源于自身兴趣外，也颇受家庭的影响。一次，他不慎弄丢了一本《朱元璋传》，急得

黄汉儒壮医带头人

哭了起来。他从自己微薄的生活费中，拿出钱买了一本还给了图书馆。高中阶段，黄汉儒通读了《毛泽东选集》四卷，仔细阅读了《矛盾论》《实践论》等哲学篇章。

黄汉儒一生最大的爱好就是看书学习，无论是少年时代还是古稀之年，他始终孜孜不倦地学习。黄汉儒很喜欢大诗人陆游。陆游的诗充满了爱国主义激情，具有雄浑豪放的战斗风格，以及"一身报国有万死"的牺牲精神。黄汉儒对李白诗词的奇异，气势磅礴，脱俗之风赞叹不已。黄汉儒对白居易《琵琶行》也情有独钟。他认为，《琵琶行》不但文采好，描写得逼真细腻，更难得的是，作家对琵琶演奏者的态度是平和的。课余时间，黄汉儒常跟同学们谈王昌龄、陆游、辛弃疾等著名诗人，有时还把王昌龄的《从军行》等写给同学们，令同学们兴奋不已。黄汉儒对王勃的《送杜少府之蜀川》中的"海内存知己，天涯若比邻"两句很是欣赏。一次语文老师在讲《滕王阁序》时，黄汉儒不仅把《滕王阁序》全文背了下来，还在黑板上书写了其中"落霞与孤鹜齐飞，秋水共长天一色"这一名句。

父亲生前教黄汉儒读书和送他上学的原因是希望儿子多读点书，将来能引经据典。他并不指望儿子有朝一日能够做大学问，只要能算清账，能够当家理财就行了。然而正是读书给黄汉儒的成才奠定了成功的基础。从这点来说，

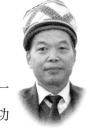

黄汉儒父亲的想法是充满智慧的。尽管父子两人生活在一起的时间很短，但父亲的言行与思想给黄汉儒日后的成功之路铺下了第一块基石。

黄汉儒上课时从不交头接耳。放学回家的路上，他总是走在最后，默默地复习所学的知识。回到家，除了干活就是看书。夏天，晚上蚊子多，他就在床头放一个长凳，长凳上放上一盏灯，然后把头伸到蚊帐外面看书；冬天，不用放蚊帐，就躺在床上看。黄汉儒的努力、勤奋得到了乡亲们的赞许，也为日后成为"壮医泰斗"奠定了基础。

黄汉儒学成回乡探望年老多病的母亲是他和母亲及黄氏家族最幸福的时刻。黄家的"地主"成分常常让黄氏族人心存顾虑。为了不影响儿子的前程，黄母独自跟继父留在堡流村生活。黄汉儒的归来无疑是对久病的母亲最大的安慰，母亲的病情因此减轻了不少。

黄汉儒的"地主仔"帽子戴了20多年，为了儿时的理想"加入中国共青团组织"，他努力奋斗了8年。也为此黄汉儒放弃了儿时当作家的梦想，而选择行医作为奋斗目标。这些经历折射出黄汉儒人生的艰辛和坎坷，他的成功是多么来之不易呀！当他获得"壮医药学"第一位教授称号和"壮医药泰斗"赞誉时，曾经的付出与拼搏是难以用文字和言语描述的。

桂派名老中医·传记卷

在母亲的影响下，黄汉儒自幼就养成了乐于助人、同情贫苦人的良好品德。正是这种纯朴的感情，成就了他日后治病救人、为壮医崛起而不懈努力的精神。

书本是黄汉儒生活的另一个世界，是通向医学道路的窗口。少年的黄汉儒眼界不再局限于忻城堡流村，开始投向更远——中国乃至整个世界。医者父母心，它唤起了黄汉儒忧国忧民的思想，他下决心走出堡流村，到更广阔的天地去探求知识，追寻真理。

2. 不为良相，则为良医

或许是命运的不幸注定要将他缤纷多彩的作家之梦撞碎；或许是天地的无情终归要将他夜以继日的辛勤当作泡影湮没；或许是许许多多难以理解的社会现象——"地主仔"，黄汉儒一路披荆斩棘，在重重阻隔与挫折中将意气风发的拼搏化作道道孤寂沉重的背影，就在此时，他决心在矛盾与残酷的现实中投奔中医。

鲁迅先生曾经学医，是因为他认为医学能减轻病人肌肤的痛苦，是一种快乐。当时，中国处于半殖民地半封建社会，人们生活在水深火热之中，时常受到外国人的侵略与掠夺。究其原因，是因为清政府的腐败。残酷的现实让鲁迅感到，中国人的病不在肌肤而是在内心，医治的方法不在于医人，而在于医心。因此，鲁迅决定弃医学文，用

44

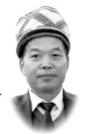

他那无形的笔去唤醒中国民族大众的心，进而共同抵抗外来侵略。

"不为良相，则为良医"。这是宋代范仲淹对的名句。所谓良相、良医，是治国、救人，担负着国泰民安的使命，可谓殊途同归。中医杏林人物中，以为官的医家多见于史书传记。汉代史学家司马迁的《史记·扁鹊仓公列传》载：西汉名医淳于意以创写"诊籍"（即中医病案）而名传青史，因其曾做过齐国主管粮仓的"太仓长"，世人遂以"仓公"称之。唐代医家王冰勤于对中医古典医籍的研究，用12年的时间补充整理注释了《素问》二十四卷，使这一医学经典巨著以较全的版本流传至今。

黄汉儒熟读古书经典，深知其中的道理。当他儿时的作家梦没有实现时，他并没有因此而颓废，"不为良相，则为良医"成了他的精神食粮，亦伴随了他生命的50多年。

临近高中毕业，黄汉儒突发了一场大病，这使他这辈子跟"中医、壮医"结下了无法割舍的情缘。

一天，黄汉儒从学校回家，突感身体不适，发冷发热、咳嗽胸痛，年迈的祖母和母亲急坏了，寻药求医病情依然无法缓解。乡镇医院误认为是肺结核。要不是黄汉儒叔公及时伸出援手，恐怕黄汉儒的命就没了，更谈不上今天成为医学界的骄子了。

黄汉儒壮医带头人

在谈及大学录取一事时，黄汉儒地说："这事说来也怪，冥冥之中不知是天意，还是我感动了当时招生办的领导。"黄汉儒这"地主仔"成了被大学录取的幸运者之一。据考上中央民族学院（现中央民族大学）的一位高中同班同学回忆："黄汉儒是 1961 年柳州地区考上大学的唯一可以教育好的子女"。按他的成绩，是可以跨长江过黄河的。

"夫医者，非仁爱之士不可托也；非聪明理达不可任也；非廉洁淳良不可信也，其德能仁恕博爱，其智能宣畅曲解。凡为医者，须略通古今，粗守仁义，绝驰骛利名之心，专博施救援之志；又医者，性存温雅，志必谦恭，动需礼节，举乃和柔，无自妄尊，不可矫饰；广收方论，博通易理，明运气，晓阴阳，善诊切，精察视，辨真伪，分寒热，审标本，识轻重。贫富用心皆一，贵贱使药无别。苟能如此，于道几希；是以医者所为遵循者也。"

古人的这些精神，黄汉儒很小的时候就已经熟识了。黄汉儒在大学报到前，专门到书店寻找有关中医学的知识进行自学。一个又一个新问题在黄汉儒的脑子里来回转动。"学问之道，必由浅入深，从未有浅近不知而专求怪僻者。况医法一误，必至伤生害命，尤不可不慎也！"

怎样才算学好中医？下工较好，中工更好，上工善之善者也！不会辨证施治，就不是真中医了。学中医必须有

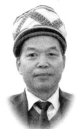

很强的自学能力，有悟性，喜欢看古文，喜欢追根问底，这是学好中医的基本元素。另外，还要耐得住贫穷，抵得住压力，做一个有宽广心胸的人。中医不同于西医，水平的提高更多的是在实践中虚心向比自己强的人学习，以不断完善自己。如果一个人看到比自己强的人能够以之为师，多请赐教，那么他就成功一大半了。就算这个人不够聪明，也终能学有所成。反之，如果整天想着把别人踩在自己脚下，容不得他家之言，就算是绝顶聪明，最终也是学不好中医的。

黄汉儒怀揣报效国人健康、弘扬中医药的远大理想，带着老祖母和饱经沧桑的母亲以及亲人的许期、带着乡亲父老的希望，到广西中医学院报到了。

3. 砺志"杏林"

"杏林"是中医的代称，典出晋代葛洪的《神仙传》。在中国医学史上，许多杰出的医药学家继承创新，阐发岐黄医理，以真知灼见、奇方异术而为病家们所称赞。其中也蕴含着丰富的中国传统文化。

相传，三国时吴国有个高明的医生叫董奉，有起死回生的医技，曾救人无数。董奉为人治好了病，不收报酬和礼金，而是让病人在他的住所周围种杏树，重病者种五棵，轻病者种一棵。数年之后，这地方就成为一片杏林。从此，

"杏林"一词便成了中医学的象征。人们赞扬医术精湛和医德高尚的医生时，往往冠以"杏林春满"或"誉满杏林"之美誉。

"君子之立志也，有民胞物与之量，有内圣外王之业，而后不忝于父母之生，不愧为天地之完人。"（曾国藩）其意是做人立志，应当以全人类为同胞，以他们的需要作为奉献对象，应当有精通事业、对内振兴民族、对外领先于世界、进而开创伟大业绩的雄心壮志。只有这样，才无愧于父母的生养之恩，才是无愧于世界的高尚之人。曾国藩的"砺志"法是黄汉儒所读经典中最熟悉的篇章之一。黄汉儒到中医学院后，便给自己拟定了一个学习计划。

当时，学校积聚了一批国内外有名望的中医药专家，如伍绍歧、庞仲越、林沛湘、韦来庠、王鉴均、秦家泰、班秀文、梁锡恩、李士桂、劳有安、梁鹏万、梁申等。他们不但具备深厚的中医理论素养，而且具有丰富的中医临床实践经验。特别是庞仲越和林沛湘两位专家讲授《黄帝内经》时，那种脱离讲稿、绘声绘色的情景给黄汉儒留下了极其深刻的印象。黄汉儒得到了专家们的"传道、授业、解惑"。

黄汉儒说，在大学他遇见了许多真正的教育家，跟着他们确实"长智慧、长知识、长道义"。其中，韦来庠是著

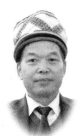

名的中医教育家，他学贯中西，在新中国成立前就亲手创办了省立南宁高级中医职业学校，并担任了学校的校长。秦家泰老师谙熟《伤寒论》，能把《伤寒论》倒背如流；王鉴均、梁申老师等都是中草药专家，他们能认识和使用上千种中草药；李士桂、梁锡恩老师是著名的中医外科专家；伍绍歧、梁鹏万、劳有安是著名的中医内科专家；班秀文是享有盛誉的中医妇科专家。黄汉儒十分敬佩这些大师们的学识和医德。他以大师们为学习榜样，发奋努力，在实践中不断总结经验，立志做一个对百姓有益的、对国家有贡献的中医专家。这里汇聚了最敏锐的思想和最活跃的年轻的心，黄汉儒打算在这里实现他成为一名"社会医生"的愿望。

如果说医学先师在当今医药学中扮演着引航船的角色，那么黄汉儒就像一位以壮医学海为家、为探路与风浪搏击一生的老水手，他屹立船头，引领着献身壮医药学的弄潮儿划向理想的彼岸。

黄汉儒督促自己必须养成严谨的治学态度，刻苦钻研，练就扎实的中医基本功。黄汉儒系统地精读了《黄帝内经》《伤寒论》《金匮要略》《神农本草经》等著名医著，并反复地咀嚼着。

黄汉儒除了白天上正课外，晚间还要博览群书开阔自己的眼界。他每天学习十多个小时，即使节假日，也不例外。课堂上老师讲的中医经典，若有不解之处，黄汉儒无不溯本穷源。

经过一段时间的学习，黄汉儒总结出自己学习中医的心得，逐渐认识了中医学的发展规律，以及学习中医的要义和方法。除探讨《黄帝内经》《伤寒论》等经典著作外，他还练就一身"背功"，再加上临床经验，二者缺一不可。

要读懂《黄帝内经》《伤寒论》这类经典，是需要花费一定时间和具备一定古汉语基础的，这对黄汉儒来说并不困难。当时学校规定，除了学习中医学，还要掌握一定的西医学基础知识，如《生理学》《病理学》《生物化学》等现代医学基础。对于黄汉儒这个初学者来说，这些是很陌生的！但黄汉儒面对困难并没有气馁，只要有时间他就要跟老师到临床，多临床，多实践。老师说：中医书里的一些深奥理论，在学校时不一定能深刻理解。但只要把它背下来，经过临床实践，必有豁然贯通之日。据黄汉儒说，当时教他的老师中，秦家泰教授的"背功"非常好，已经到了炉火纯青的地步。另外，许多老师也能成篇大段地背诵《黄帝内经》原文，能够全文背诵《汤头歌诀》和《药性赋》。老师们的"背功"让学生们大开眼界，正是老师言传身教的激励，黄汉儒也苦练"背功"，这也成了中医学院

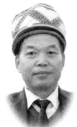

的一道风景线。当时，广西中医学院校园内有十多棵硕大的荔枝树，树下有一排排石凳。早晚荔枝树下都能看到背书的学生，书声琅琅，甚为壮观。有一人自己背，也有几个人相互比赛背或对背的．黄汉儒的"背功"在同学中是小有名气的。他除了背诵老师要求的经文和方歌药赋外，还能把一些文学名篇如贾谊的《过秦论》、范仲淹的《岳阳楼记》、欧阳修的《醉翁传记》、白居易的《长恨歌》等整篇地背下来，令同学们羡慕和惊讶。"肚里"有内容了，心似飞了。黄汉儒常常陷入沉思。黄汉儒这位名副其实的广西中医学院的学生，除了对"圣哲"的内容感慨外，更多是那种精神永远激励着他，这也是黄汉儒学习的动力。

黄汉儒在中医学院学习的 4 年时间里，除了认真按照学校规定的课程学习外，他还进一步了解中医药学形成和发展的历史，零距离地接受上述多位名师名医的教诲与悉心教导。由于黄汉儒的勤奋努力，加上上天赋予他的悟性，以及良好的古汉语基础，他学习中医经典，可谓如鱼得水。在同年级学生中，黄汉儒可称得上"佼佼者"。

1961 年是国家实行国民经济"调整、巩固、充实、提高"方针的第一年，虽然社会经济仍然处于初级发展阶段，但国家对大学生却十分重视。大学生每人每月可拿到 13.5 元的伙食补助，以保证在校期间的学习和生活。黄汉儒深

黄汉儒壮医带头人

深体会到社会上所戏说的"上不上大学是穿皮鞋与穿草鞋的分水岭"的内涵了。同时他也看到了老校长、老红军覃波老师朴实的一面。身为区卫生厅的副厅长，他时刻设身处地地为群众着想，在国家困难的日子里，与群众同甘共苦渡难关，拒绝上级领导给他的特殊生活补助，因此他和家人都患了浮肿病。这种情况一直持续到1963年，大学里的生活才逐步有所好转。

黄汉儒所在的24号宿舍曾发生过一次令人难以相信的木薯中毒事件。那是刚入学不久，有一天该宿舍潘杰雄同学从九曲湾农场亲戚家带回了10多斤刚挖的生木薯，说是煮熟后就可以吃。宿舍里有六位同学，都是来自农村的农家子弟，困顿生活的饥饿感尚未完全消失的他们，不等木薯煮熟就争先恐后抢着木薯狼吞虎咽吃了起来，结果不到半个时辰，就有两位同学因中毒而住进医院，其他四人则听从老师吩咐，到校外附近农贸市场买回生萝卜绞汁内服才使中毒症状得以缓解。在壮族地区，植物、农作物品种纷繁，白萝卜解毒是壮族先人总结出来的民间常用的一个"土医"方。当时黄汉儒吃得不多，侥幸绕过了住院的厄运。木薯中毒事件让黄汉儒学到了新的壮医学知识。

经过三年的中西医系统理论学习，黄汉儒进入了为期一年的毕业实习阶段。毕业实习是医学专业大学生极为重

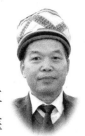

要的学习和实践阶段。黄汉儒和14名同学被安排在自治区中医院实习。在这个医院实习的学生，还有来自广州中医学院（现广州中医药大学）的15名同届学生。

黄汉儒能在这里实习，算是十分幸运的了。这里汇聚了全自治区最权威的中医专家，实习条件也较好，但是对实习生的要求却十分严格。

实习中老师们安排广西和广州两院的学生进行实习项目的比赛。据说，比赛结果广西学生的中医基础普遍较广州学生好，西医基础则广州学生较强。一次，伍绍歧院长带领实习生查房，在内科病房发现一位实习生没戴工作帽，马上就把脸沉了下来。当着全体人的面说："你是哪来的？你不是我们实习生！"当场把这个学生赶出病房。目睹这样严厉的老师，让黄汉儒和他的同学们不寒而栗，但也很欣慰，严师出高徒。内科主任劳有安和副主任梁鹏万对实习生写的每份病历都会认认真真地审阅，有不妥的地方会马上指出并要求立即改正。其认真负责的工作作风让黄汉儒和他的同学们终生难以忘怀。

最让黄汉儒难忘的是1964至1965年期间，黄汉儒零距离地得到了广西著名中医内科专家、中医教育家韦来庠副院长的亲自指导，并侍诊数月。这是因为黄汉儒的实习成绩优秀，才有了这样的机会。黄汉儒在自治区中医医院

黄汉儒壮医带头人

的表现给专家、医生和护士等留下了良好的印象，得到了带教老师的交口赞誉。实习结束之际，辞别之时，黄汉儒还得到了德高望重的韦来庠的赞扬和认可。韦老亲自赠书给黄汉儒，并写道："从辨证到辨病，从辨病到辨证，不断学习，不断提高。书此与黄汉儒同学共勉。"

毕业将即，面临毕业分配，许多同学都想留在南宁或区内几所较大的医院。以黄汉儒在中医学院四年的学习成绩和他的良好品行，他完全有条件留校工作。但他也是个很有"自知之明"的人。为这事黄汉儒曾跟他一位要好的同学聊："我从高中开始就申请入团，但到现在尚未能实现这个愿望，看来是非要到基层锻炼不可了。我要求到比较艰苦的地方工作。今后要回学校工作，也要从基层上来。"

学校的学生科科长赵耀先同志找黄汉儒谈话，他说："出身非劳动人民家庭，应当加强世界观改造，主动到基层锻炼。"自那以后，黄汉儒为自己选择的目标义无反顾地走了下去。直到1993年，黄汉儒应广西中医学院团委邀请，回校向同学们作"成长经历"的报告，当时他动情地说："老师们，同学们，我从上高中就开始申请加入共青团，一直到大学毕业参加'四清'运动时才得以解决，我非常珍惜共青团这个光荣称号啊！不过我从来没因此而灰心和气馁。从入团的1966年起，又经过12年的世界观改造，其

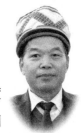

中有四年半是在广西和贵州交界的深山老林的铁路工地度过的，我终于在党的十一届三中全会召开后成为一名中国共产党党员"。老师们和同学们都为黄汉儒执著追求理想的精神所感动。

4. 师生情深，溢于言表

为了贯彻毛泽东主席把"医疗卫生工作的重点放到农村去"的"六二六"指示精神，广西中医学院附属医院于1964年下半年在南宁郊区的亭子村建立了中医便民门诊部，并派德高望重的名中医韦来庠、梁锡恩等内外科专家到门诊部上班。医院的护理部主任莫如燕调任门诊部主任。当得知院长和主任都到门诊部坐镇时，中医学院的大三学生（面临毕业生）都设法要求或通过关系去那里实习。门诊部还专门为每人配一辆自行车，以方便出诊和往来医院本部。黄汉儒成了这群实习生的宠儿，用他的话说："他真的幸运！"经医院研究批准，黄汉儒成为这个虽然规模不大但含金量很高的便民门诊中唯一的一位实习生。

无论是广州中医学院的实习生，还是广西中医学院的实习生，都以一种羡慕的眼光看着黄汉儒，因为大家知道"亭子门诊"是院长、主任固定接诊的新门诊部，由院长、主任等专家带教，意味着能够学到更多的专业知识和临床技能。

"名师出高徒"是亘古不变的真理。医学生，特别是面临毕业的医学生最害怕的就是实习过程中缺少动手机会；担心指导老师不信任，不耐心传教。但是在这个便民门诊，韦来庠副院长和梁锡恩副主任却没有摆专家架子，把实习生当作自己的徒弟看待，既大胆放手又严格要求，不厌其烦地向黄汉儒讲授其真知灼见和临床经验。他们还手把手地向黄汉儒传授自己独特的临床技艺和药方。梁锡恩的正骨手法和疗效显著的十一方药酒、韦来庠辨病与辨证相结合的独到见解，使黄汉儒在短短的半年间就受益匪浅。他们之间的师生情，更是溢于言表。

黄汉儒的中医基础理论学得比较扎实，也有较强的理解能力和接受水平。很有悟性的天赋更使得他在学习中如鱼得水，这也常常给任课的庞仲越、林沛湘、秦家泰等老师留下比较深刻的印象。如阴阳五行、脏腑经络、气血津液、性味归经、辨证论治等等，这些高度概括和抽象的中医名词术语，比起其他同学，黄汉儒更容易理解其内涵和相关联系。这些基础理论课的考试，黄汉儒也取得了较优异的成绩。

有一次课后，林沛湘老师一边拿着长杆烟袋，一边跟黄汉儒聊天。林沛湘老师从闲聊中了解了黄汉儒很多，他也终于明白，原来黄汉儒除了语文基础特别好外，古文基

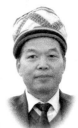

础也十分扎实。

另外，中医学院的梁申、王鸿深、朱恒端等老师，他们讲授中药课时，还带着黄汉儒和同学们到广西药用植物园去见习。当时广西药用植物园新建不久，广西中医学院的学生经常到那里一边劳动，一边实地辨认中草药。梁申老师渊博的中草药知识深深地吸引着同学们。梁申老师不加思考，便能脱口而出地说出马鞭草、石油菜、鸡血藤、十八症等百种草药的功用主治，说起来如数家珍，让同学们更是佩服和敬重。他每一次带同学们到药用植物园见习时，都告诫同学们："你们不但要掌握理论知识，还要实地认药。"梁申老师还对同学们语重心长地说："一个好中医，一定要认得几百种草药。有些疾病的治疗，一味单方草药就能解决了，千万不能小看草药啊！"老师的教诲让黄汉儒和同学们受益匪浅，终生难忘。

当时中医学院医疗专业所开设的课程，中医类课程占70%，西医课程占30%。西医的解剖课，对黄汉儒的震动不小。解剖室里一具被肢解的标本尸体和五脏六腑的实物陈列，让人感到中医和西医认识疾病的方法和理念大相径庭。但两种医学的共性是都能治病，对象都是病人。

后来黄汉儒听了徐守中老师的生理课及其他老师的临床课后，更进一步认识到中医和西医都是医学的一个范畴。

黄汉儒壮医带头人

中医和西医的区别，以及其历史渊源和认识方法都围绕着一个"病"字。已故名老中医任应秋先生曾对"病"的概念作过详细而精辟的说明，我们不妨重温一下任老先生的精辟论述："西医所称的病，大多数是取决于病原体，或者就某种特殊病变的病灶而命名，或者就生理上的某种特殊变化而命名。总之，西医的病名，必取决于物理诊断和实验诊断是比较具体的。中医的病，或以病因的性质而命名，或以突出的症状而命名，或从病机的所在而命名，虽然比较抽象，但它却往往能从整体观出发，局限性比较少。"所以中医和西医关于病的概念是不同的，诸如气虚包含许多机体的功能不足，但西医并不一定作为疾病对待。西医的炎症，中医有湿热、实热、虚热之分，具体的还有心火、胃火、肝火等的区别。

从历史的角度看，中西医的产生与发展过程有着本质的不同，这种差异导致两种医学在认识论与方法论上的区别。

作为一名当代的中医学生，黄汉儒不但要掌握中医和西医两种医学的基本知识，还要了解它们的历史渊源，以及异同共融的辩证关系，正是这些知识，为日后黄汉儒在县级综合医院工作中打下了坚实基础。

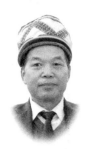

四、闪光的心篇

1. 恒与爱心的坚守

1993 年秋的一天，黄汉儒应广西中医学院（现广西中医药大学）团委邀请，回到母校向同学们作了长达 1 个多小时的报告，题为《成长经历》。黄汉儒的《成长经历》报告，折射出他对中国共产主义青年团由来已久的向往和对团组织无怨无悔的追寻，他的"坚守"精神，赢得了到会老师和同学们的热烈掌声。

1965 年，黄汉儒大学毕业。毕业后他便跟随时代潮流，投身于"四清"运动当中，这是黄汉儒有生以来亲身经历的第一次"三大革命运动"实践，"四清"运动即 1963～1966 年，中共中央在全国城乡开展的社会主义教育运动。一开始在农村中是"清工分、清账目、清仓库和清财物"，后期在城乡中表现为"清思想、清政治、清组织和清经济"。运动期间中央领导亲自挂帅，数百万干部下乡下厂，开展革命；在城市中是"反贪污行贿，反投机倒把，反铺张浪费，反分散主义"。广大工人和农民参与其中，积极响应。

工作一开始，黄汉儒被分派到一个背靠大山、面向龙江河的有三十多户人家的生产队，宜山市流河区纸币乡坝头大队上林场生产队独立工作。这是一个宜山市出了名的穷村。村民基本上都是从都安、大化的山弄里搬迁过来的。全村的房子绝大部分是用茅草盖的。黄汉儒被安排在一位50多岁的姓韦老贫农家中。韦老为人忠厚善良，家里有两个儿子，大儿子名叫韦永山，年龄比黄汉儒稍小一些，韦永山是这个家的主要劳动力。小儿子名叫韦永双，年仅十四五岁，正在宜山中学读初三。按照当时工作队的习惯称呼，韦家的孩子都称黄汉儒为"老黄"。其实当时的黄汉儒只不过是刚满21岁的小伙子。

黄汉儒从此开始了在农村的"四清"生活。有一点黄汉儒一直记在心上，那就是在校四年仍未能加入共青团，这次参加"四清"工作队是个极好的机会。他暗暗下决心，一定要做出成绩，尽早成为一名中国共产主义青年团员。当时"四清"有一条硬的验收标准，"四清"工作人员主要是看所在村屯的粮食收成，也就是稻谷增产还是减产问题。这是在考察工作队的工作能力。

黄汉儒初出茅庐，认真负责，敢承担责任，这也是他从小就养成的良好习惯。他到纸币乡坝头大队上林场生产

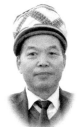

队后，除了每天辛勤地劳动外，还将自己累积的常识告知村民们，与他们共同奋进，以尽快改变村里贫穷落后的面貌。黄汉儒时时刻刻都在琢磨，怎样才能让这个村的粮食增产。这对于初出茅庐的黄汉儒来说的确是个"胆大包天"的想法。在堡流村老家，黄汉儒虽干过一些农活，继父也曾教过他几招有关耕作的方法，但眼下要他指导和带领一个生产队，摆脱贫穷，这对他来说压力无疑是很大的。黄汉儒开始寻找一些能借鉴的资料，大量阅读有关书籍，另外他虚心向当地老农学习取经，到县城买一些相关书籍来读，这一下子打开了黄汉儒的思路，换来了纸币乡坝头大队上林场生产队的全新变化。

2. 虚心好学勤为首

黄汉儒先是对生产队的主要劳动力与无能力的老幼病残等进行一番调查，然后对生产队拥有的田地、荒地、坡地进行一番评估，之后开始拟定可行性生产计划。其中，一份交给"四清"工作队，一份让村民讨论，是否可行，之后再做定夺。

有时黄汉儒想，他曾经在农村老家干过农活，放过牛，打过柴，割过草，犁过田，插过秧，要让这个村的粮食增产并不是什么特别困难的事，关键是要想办法，这让他想起了"商鞅变法"。

黄汉儒壮医带头人

当然，黄汉儒认为自己没有商鞅那么伟大，但要改变纸币乡坝头大队上林生产队的面貌也需要一点"商鞅变法"的精神。

　　对一个农民的孩子来说，犁地、插秧、种田黄汉儒并不陌生。但面对各种困难和压力，黄汉儒思考了很多，他要做的事要先找生产队长覃绍良商量。然后他们又找了几个年长的老农，一起商量如何才能使粮食增产的办法。最后大家一致认为：开渠引水，改地变田。

　　村里的群众也觉得工作队是真正为村里着想，于是也把一些尚未实施的想法告知给工作队。如把稻子全部换成矮秆品种，村头水沟挖通后部分玉米地可改成水田，种水稻；附近荒坡可以开荒，种木薯；村里可以种大量果树；有些旱地可以把种玉米改为种甘蔗等等。这些黄汉儒都一一地记录下来，并自己查找了一些有关农作物和农田生产管理的相关书籍进行参考，最后拟定了一个生产计划，并向"四清"工作队领导做了汇报。"四清"分团的覃树猷副书记听了汇报后十分惊讶，他没想到一个刚出校门的大学生竟能提出如此有创见的工作计划，当即给予肯定和支持。同时在分团四清工作大会上对黄汉儒的工作能力、聪明才智，以及虚心学习、善于思考、敢于实践的精神予以了表扬。一个由黄汉儒村制定的改变上林场穷貌、争取粮

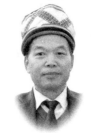

食大幅增产的方案很快付诸实施。

3. 梦寐已久如愿入团

黄汉儒身为"四清"工作队一员，他没有辜负领导的重托与广大村民的厚望，除了完成"四清"工作规定的硬指标，还帮助上林场的村民初步摆脱了贫穷。他因此也成为村民爱戴的工作队队员。

黄汉儒的业绩有目共睹，有力地反驳了一些人认为来自"农干"的工作队队员能力强，而大学生眼高手低的偏见。这也深深触动了一些来自"农干"工作队队员的神经。"四清"工作队队长对一些"农干"队员们说："你们不要自以为有经验，要互相学习，搞不好用不了三个月，这些大学生就都跑在你们前面了"。黄汉儒的突出表现也得到了分团领导的赏识。

当覃树猷副书记得知黄汉儒还不是共青团员时，他以分团党委副书记、工作队队长的名义，要求分团团委和工作队团支部尽快解决黄汉儒的入团问题。时隔不久，一份盖着"中国共产主义青年团宜山市小龙区委员会"红印的批准入团的祝贺信送到了黄汉儒手中。这是黄汉儒永远都忘不了的最幸福的时刻。黄汉儒为了加入共青团已经努力很久了，今天终于如愿地实现了，此时黄汉儒流下了幸福的泪水。他立志在团组织的关怀下，更努力地为人民服务。

年到古稀的黄汉儒，至今仍珍藏着这份来之不易的入团祝贺信。覃树猷副书记紧接着指示工作队团委，把黄汉儒作为入党对象进行培养。

农村基层的艰苦劳作使黄汉儒身上的学生气慢慢退去，他成了真正的"头戴斗笠、手扶犁耙、立在山边田间"的农民。黄汉儒和村民实行"三同"，即同住、同吃、同劳动，共同分享着劳动成果。丰收喜讯传来，他们共享着丰收的喜悦。那种喜悦是无法用语言形容的。

为了挖渠引水改地变田，黄汉儒和村民连续一个多月挑灯奋战，终于从邻近的坝头村把水引到上林场村，一块十多亩的近沟边玉米地改成了一年两收的水田。此时此刻，黄汉儒真正地体会到了辛劳智慧所带来的收获。什么叫劳动的欢乐？当水沿着沟渠流进水田的时候，黄汉儒和村里的二十多名青年驾着犁耙，赶着牛群，一起耕耘，全村男女老少都在田边围着、看着，欢笑声、欢呼声响成一片。这是一种无法用语言形容的快乐情景。

当看到金黄色的稻穗在微风中摇曳、在阳光下闪动如串串金珠，黄汉儒感到欣慰和满足。

4.一片丹心情系村民

时间作为一个伟大的作者，她能写出未来的结局。

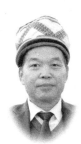

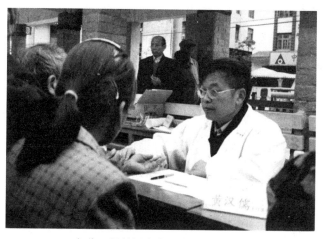

2001年黄汉儒教授在广西来宾金秀地区义诊

　　事隔了23年，1988年秋的一天，黄汉儒作为区卫生厅民族医药古籍整理办公室主任和广西民族医药研究所所长再次来到宜山市调研。在宜山市卫生局领导的陪同下，他顺便去了曾经工作的上林场村，去看看那里的老乡。黄汉儒刚进村，就有一位还认得他的中年人大喊了起来："老黄回来了！"接着大人、小孩奔走相告，连地里干活的人也都赶了回来，想见一见"老黄"。韦永山、韦永双两兄弟把家里能宰的鸡都宰了，说是非要跟"老黄"喝个痛快。已经三十多岁的韦永双紧紧拉住黄汉儒的手说："老黄呀，你怎么现在才回来看我们呢？你看，当年和我们一起种的梨树全都结果了，就是你没有吃上，我们都很想你呀！"已

黄汉儒壮医带头人

经担任乡村医生的韦永山说:"老黄,今晚就住这,明天我们村里宰猪欢迎你。"看着这些淳朴的农民兄弟,黄汉儒既感动又难过,他不住地说:"谢谢你们,谢谢你们!当年我没有为大家做多少事就离开了,对不起大家,心里惭愧啊!"陪同黄汉儒下乡调研的宜山市卫生局领导,从未见过这样的亲热场面,不禁惊奇地问:"黄所长,听人家说,许多'四清'工作队队员'文革'期间被拉回来批斗,怎么他们还这样欢迎你呢?"黄汉儒只笑不语。

黄汉儒家里至今还有一个很旧的皮药箱,那是黄汉儒搞"四清"时自己掏钱买来免费为群众看病用的。究竟看了多少病人已无从统计,但从药箱盖子和边角的磨损上可以看出肯定不会太少。有一件让人感到特别温暖的事就是当时黄汉儒所住韦老伯家的二儿子韦永双正在上中学,由于家里比较困难,除了一头牛、几只鸡外,其他什么都没有,交不起学费,为这事韦老伯憔悴得几乎病倒。黄汉儒知道此事后,毫不犹豫地从自己每个月42元的薪酬中拿出一部分支持韦永双上学。韦永双说:"要不是老黄解囊相助,那一年我肯定失学了。我怎能忘记恩人啊!"这两件不寻常的事,大概已经可以作为给宜山市卫生局领导的回答了。

黄汉儒在这村搞"四清"时,亲和力很强,人缘更佳。村里人都把黄汉儒称为"好人"。他们觉得跟黄汉儒一起聊

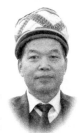

天，放得开，不拘谨，黄汉儒没有任何读书人的架子。每到农闲之时，黄汉儒就跟村民们一起聊天，聊耕作，聊庄稼，聊城里的事，聊他所学的中医药的事。

为了扩大副业，黄汉儒曾带领村里的青年到几十里外的地方买来果苗，然后一起挖坑种下。黄汉儒所做的一切，全村人都看在眼里，记在心里。无论黄汉儒走到哪里，都会受到村民的接待和欢迎。这也是为什么 23 年后黄汉儒还能受到上林场村村民欢迎的原因。

黄汉儒 壮医带头人

五、无悔的爱篇

1. 仫佬山乡 13 年

黄汉儒从一名中医院校的大学生成为一名"四清"工作队队员，这是时代所造成的。尽管如此，黄汉儒始终没有忘记"救死扶伤"的神圣职责。他要走进一座高山仰止而很少有人企及的壮医药"圣殿"。

"四清"运动结束后，黄汉儒听从组织分配，来到罗城仫佬族自治县人民医院工作。罗城仫佬族自治县位于广西北部，河池市东部，云贵高原苗岭山脉九万大山南麓，辖八个镇、五个乡，政府驻东门镇。总人口 35.48 万，仫佬族人口 11.15 万人，占全县总人口的 31.2%，占全国仫佬族人口的 80% 以上，仫佬族、壮族、瑶族、侗族、苗族等少数民族共 25.81 万人。罗城港可到达柳州、梧州、广州和港澳，雨量充沛，气候温和，物产丰富，是广西重要的粮食、畜牧、糖蔗、烤烟、油茶、林果的基地之一。

罗城仫佬族自治县森林覆盖率很高，全县空气质量达到国家一级标准，境内风光旖旎，旅游景点遍布，有国家

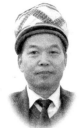

AA级景区一个，典型的喀斯特岩溶地貌赋予了罗城鬼斧神工般的自然景观，奇峰林立，飞瀑潺潺，溶洞、石芽、钟乳穿岩随处可见。怀群剑江的山水风光、小长安崖宜河畔的奇山修竹、兼爱的才龙飞瀑、四把的"睡美人"等尤其引人入胜，令中外游客流连忘返。保存完好的"开元古寺"、乾隆时期罗城代知县金岳因仰慕于成龙而留下的石刻"于公旧治"，记录明清时期天河县举人和进士的"榜山石刻"和于成龙公园等人文景点别具风采，充分展现了罗城这座古城深厚的文化底蕴。罗城是少数民族自治地区，也是我国（世界）唯一的仫佬族自治县。全县仫佬、壮、苗、侗、瑶等少数民族团结友爱，民族传统节日丰富多彩，其中仫佬族的"依饭节""走坡节""坐夜歌""打老庚"等最为独特。

黄汉儒到仫佬族自治县报到那天，接待他的是县人事科科长刘东侨和卫生局局长卢文章。他们对黄汉儒的到来表示十分欢迎，但也十分客气。卫生局局长卢文章对黄汉儒说："县人民医院正需要像你这样的中医人才，你不用再下乡了。"就这样，黄汉儒到了罗城县人民医院中医科。跟黄汉儒同时分到县医院中医科的还有同年级的陈明远（陈明远后来调到三江侗族自治县人民医院，曾任该县政协副主席）。那年分到县医院的还有西医院校毕业的李江（后任

黄汉儒壮医带头人

县医院院长）、沈德恭、张祖海等人。黄汉儒和陈明远都是65级的毕业生，关系特别好。加上当时仫佬族自治县中医师很少，老的中医师只有杨医师、曾医师、梁端斌医师等几位，中药房也只有两名资历老的中药师，一个是从县药材公司调来的骆善达药师，另一个是南宁区中医院随丈夫一起来的徐干庄药师，此外还有两名药工。硕大的县人民医院，中医科只有两间门诊和药房，没有住院部，房子相当简陋。每天的门诊量也就三四十人次。

区直医院或市级医院跟县级综合医院的工作条件简直无法比。黄汉儒在县人民医院工作不久，院里资格最老又是业务副院长的刘荣贵，跟黄汉儒、陈明远进行了一次谈话。刘荣贵副院长说："在这里工作的医务人员，无论是学中医的还是学西医的，业务上都要熟悉。你们先适应一段时间，然后再安排门诊值班。"刘荣贵在这个医院里，不但是西医外科的医师，对中医也略知一二，而且对一些中医诊疗技法还很内行。一次刘荣贵来到中医门诊，见黄汉儒正在给一名患儿割痔积，就说："我给你们示范一下吧！"接着从部位选择、消毒持刀到割后包扎，认认真真地演示了一遍。离开时说："你们以后就这样做。"这种割法效果果然不错，黄汉儒和中医科的其他医生都很佩服刘荣贵。

由于医院有很好的领导班子，县医院里中医、西医的

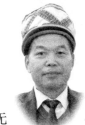

关系很融洽，医疗救助上相互补充，很是和谐。

在罗城县人民医院，凡是 1965 年分配来的医生，无论中医还是西医，"文革"期间，组织了一个名为"六五总队"的群众组织。在这个组织里，中西医关系十分融洽。西医在抢救的时候，不忘叫中医共同上阵。罗城县是产煤区，县城附近有个罗城矿务局，经常送来一些烧伤患者。有一次，罗城矿务局送来了几名烧伤患者，其中一人的烧伤面积高达 98%，三度烧伤面积达 33%。患者全身除了绑裤带的地方，几乎没有一处皮肤是完整的，是名副其实的"体无完肤"。病情极为危急。这时黄汉儒等几名中医师和西医师们组成紧急抢救小组，中医使用清热解毒和扶元固脱方药，西医则输液、抗菌、支持疗法同时上。由于中西医结合，终于使病人转危为安。像这样大面积重度烧伤的患者，虽然渡过了休克关，但还有一个致命的危险就是抗感染。这一关要是过不去，还会有生命危险。黄汉儒根据辨证论治原则，先是投以大剂量的清热解毒药，然后用滋阴养胃的方法，加上西医的抗感染和支持治疗，终于把这位极为危重的烧伤患者从死神手里夺了回来。

医院领导对这次中西医结合成功抢救危重烧伤患者的行为给予了高度评价，极大地激励了广大医务人员的工作热情。李江副院长对黄汉儒说："中西医结合救了这样大面

黄汉儒壮医带头人

积烧伤的高危病人，在我们医院还是首次，在全广西也少见，值得好好总结。"他还说："黄医师，你来执笔写篇论文吧，因为你参加了整个抢救过程。"于是，由黄汉儒执笔的《中西医结合治疗大面积烧伤的体会》一文，不久在《广西中医药》杂志发表。黄汉儒不久也被任命为中医科负责人。

黄汉儒当年在罗城县确实有较高的知名度。甚至县城东门镇的许多老人也知道县医院有一位医术不错的黄医师。来找黄汉儒看病是要排队的。上至县委书记、县长、武警部队政委等党政军领导干部，下有布衣百姓，在黄汉儒的眼里都是一样的。只要是来看病，他都会一视同仁。对于病情较重的患者，黄汉儒会第一时间安排他们住院治疗，并亲自送到住院部，绝不延误病情。13 年中，黄汉儒从未发生过医疗事故或差错，多次被评为县医院的先进工作者。

黄汉儒在工作中虽然取得了一些成绩，但他并没因此而满足。他告诫自己，要不断临床，不断提高中医技能，百尺竿头更进一步。他除了白天给病人看病，晚上还坚实学习，自学一些新的医学知识。无论是理论知识还是临床经验，这时的黄汉儒都有了很大进步，他已经完全适应综合医院的工作环境。

黄汉儒在大学学的是中医，但 1974 年以前的县医院全部是西医病房，没有中医病房，中医师进入病房给病人会

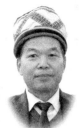

诊和参与治疗只能打个副手，这对中医业务的拓展十分不利。不仅是罗城，河池地区甚至整个广西，这种情况十分普遍。中医在一些人的观念里是治疗慢性病的，危急重病得先找西医，然后用中医来调理。所以中医在很长时间里没有得到应有的重视。

黄汉儒到了罗城人民医院后暗下决心，要用行动来证明中医的治病优势，以改变人们的观念，让大家认可中医疗法。

这时黄汉儒已是一个具有一定中西医临床经验的医师了，他开始考虑建立中医病房。为了建立独立的中医病房，黄汉儒可谓绞尽脑汁。他一旦有了新的想法，便立即付诸行动。这是黄汉儒一贯的工作作风。

黄汉儒趁县长韦宗凡、人事局长刘东侨、劳动局长谢志云和计委主任何务政等领导找他看病之时，以试探的口吻，把自己的想法说了出来，提出了建立中医病房的请求。令人兴奋的是，黄汉儒提出的想法很快就得到领导的支持。于是黄汉儒开始着手向上级部门打报告，写申请。一份创建中医病房的报告，经院领导研究同意后，上报至县卫生局和有关部门。最终黄汉儒的报告获得批准，政府同意在县医院设 30 张中医病床。

然而建立中医住院病区并非一件简单而容易的事情，

艰难的工作还在后头呢。县领导的批准只是一个良好的开端，独立的中医病房在当时整个河池地区，包括地区医院都还没有先例，没有标准和经验可以学习和借鉴。除南宁有中医院外，其他地区很少有，又何况是仫佬族自治县的人民医院。对于县医院而言建中医病房这件事，南宁市中医院的模式难以借鉴，加上县卫生局和县医院拨给中医病房的那一点点经费，要想建成谈何容易。

但无论条件多么简陋，经费多么短缺，为了早日实现这一目标，黄汉儒不分昼夜地工作，最后院领导同意，将一栋旧房改建为中医病房。硬件解决了，软件和中医人才问题才是让黄汉儒最为头疼的。尤其是护士非常难找，医院里本来护士就不够用，哪有人来支援这个新建的中医病房呢！

黄汉儒当时已经是中医科的负责人，他为这事儿搞得焦头烂额。面对困难，黄汉儒并没有退缩，这不是他的风格。他不但没有知难而退，而是迎难而上。黄汉儒想，既然建立中医病房很有必要，领导就应该支持。于是他又跑到县领导那请求支持。没有现成的护士，黄汉儒就自己培养。他向县医院领导建议，招几名具有高中文化程度的知识青年到县医院，让老护士进行带教，合格后就可以上岗了。黄汉儒的建议得到县医院领导的支持，于是他又到县

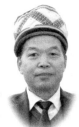

劳动局，向时任局长的谢志云同志汇报，得到支持后，县里划拨了 4 个招工指标给县医院，指定用于中医病房的护士。接着，黄汉儒便马不停蹄地到小长安公社和黄金公社去招工。实践证明，经过 3 个月的带教，这些新招收的知识青年已能在护士长的指导下上岗了。病房没有被子和蚊帐，黄汉儒就带着中医科的同仁，推着木板车到百货公司买了拉回来；内科、外科不用的一些用具，只要还可以用，他们就"择优选用"。就这样，拥有 30 张床位的县医院中医病房正式开始接收患者。这是当时河池地区有史以来第一家县医院的中医病房。就是地区人民医院，在当时也还没有专门的中医病房。

罗城县是一个少数民族地区县，这里的百姓对中医很依赖，只是苦于当时医疗条件简陋，中医师匮乏，很多人看不上中医。现在好了，在黄汉儒的苦心筹划下，开设中医病房这个愿望终于实现了。它既能让医院增加经济收入，也可方便和满足患者的需求。渐渐地到县医院中医门诊看病的患者越来越多，中医病房也是人满为患。看到这一情形，黄汉儒的心里感到十分欣慰，他工作得更加努力了。

2. 在龙岸乡卫生院

1969 年 1 月，罗城仫佬族自治县成立了"革命委员会"。不久，黄汉儒被县革委会卫生组组长韦瑞环同志叫到办公室。韦瑞环郑重地对黄汉儒说："黄医师，我们经过研究，准备在几个中心卫生院成立中医科。首先在龙岸中心卫生院成立第一个，派到那里的中医师原本是胡国良和江静萍两人，他们刚从南京中医学院毕业分配来不久，但因他们要到宜山洛东农场劳动锻炼，县领导再三考虑，决定派你去。你看怎么样？"黄汉儒当即就答应了。于是黄汉儒离开县人民医院，到了离罗城县县城35公里的龙岸镇中心卫生院工作。龙岸镇卫生院位于罗城仫佬族自治县东北部，与融水苗族自治县相邻。

龙岸是罗城县最大的一个乡镇，有近5万人口。这里的汉族居民多是从外县迁来的。这里居住着壮族、瑶族、苗族、侗族和仫佬族等少数民族。龙岸是闻名于世的"黄花岗七十二烈士"之一李德参烈士的故乡，也是著名作家周钢鸣的故乡。这里还是岭南产粮区之一，有种一年稻谷3年不挨饿的谚语。

黄汉儒一到龙岸中心卫生院，顾不上休息，就跟卫生院领导商议建中医科的事情。之前，胡国良和江静萍两位医师曾购买过一些中药材堆在仓库里，他们走后，这些中药材就无人问津了。黄汉儒到卫生院后，短短的十多天时间，就在门诊部左侧的一间诊室挂起了中医科的牌子。由于条件有限，中医诊室和药房设在了一起。没有中药柜，

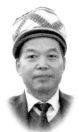

黄汉儒就将龙岸街上一家停业的中药铺的中药柜低价买了回来，龙岸中心卫生院中医科终于正式挂牌了。牌子上的"中医科"三个字，字体秀丽，功底颇深，为龙岸一位学识渊博的何启谓老先生所书。令黄汉儒想不到的是，中医科刚开张几天，就挤满了患者。不知是百姓崇敬传统中医，还是黄汉儒医术高超使然，倒是应了一句古话："良冶之门多钝铁，良医之门多病人。"

其实龙岸的百姓早就十分相信中医。据说，以前龙岸镇有好几家中药铺，后来土改被划成"地主"，这些中药铺就关了。

龙岸中心卫生院设中医门诊的消息不胫而走。大家口口相传，门诊的中医师是县医院派来的颇有名气的黄汉儒，于是无论乡里还是外乡，凡是有病的患者都想来看看中医。黄汉儒虽忙得不可开交，但心里是甜甜的。他既当医师又当药师，一边给病人看病一边为病人抓药，每天都要看50多个病人，最多一天有150多人。找黄汉儒看病的，有的是头疼脑热、感冒腹泻的一般病人，还有一些疑难杂病，如血吸虫病引起的晚期肝硬化（龙岸是血吸虫病严重的地区）合并腹水，以及肝癌、慢性肾炎、尿毒症、心脑血管病等，不管有多少病人，黄汉儒都会认真按照中医辨证论治的原则，尽量开汤药治疗，并且亲自抓药。

黄汉儒壮医带头人

龙岸这地方还有请中医出诊的习惯。一些急重病人也会叫中医出诊。一天早晨，天刚蒙蒙亮，有人敲黄汉儒的门，请他到龙凤大队出诊。说一位老人气急不能平，已经好几天了。西医也看了，仍不见好转，家人决定请卫生院的中医看看。黄汉儒到了病人家里，一番望闻问切之后，辨证确诊为"肾阳虚衰，水气凌心"，果断处以真武汤进行治疗。两副药后，病情大见好转。黄汉儒很快就成了龙岸中心卫生院小有名气的名医，找黄汉儒看病的人更多了。特别是龙岸镇的一些老人，不但找黄汉儒看病，还想跟这位广西中医学院毕业来自县医院的年轻医生聊一聊，攀个亲，结个友。何启谓老人已经60多岁了，是当地有名的饱学之士，他的诗、书功底极好。这位老人患痔疮多年，四处求医问药也没能根治。经过黄汉儒的精心治疗，老人的痔疮很快得到缓解，后来再没复发。这让何启谓老人十分感动，竟跟黄汉儒成了忘年挚友。老人把他创作的《雪鸿诗稿》送给黄汉儒，还亲笔写了一幅字送给黄汉儒："甘落骄满后面，站在时代尖端，一心钻研科技，三复叶老'攻关'。"老人称黄汉儒是一个"少年老成，聪慧好学，一精百精"的好医师。

　　当时龙岸中心卫生院的"革命领导小组"组长，吴美钧医师看到中医科的患者络绎不绝，颇感欣慰。他见黄汉

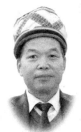

儒一人忙里忙外，经常提早上班，延迟下班，有时还要出诊，于是就从病房和西医门诊调了两名护士，一个叫王言诚，一个叫李薇，到中医科协助黄汉儒，主要负责抓中药。由于黄汉儒业绩突出，龙岸中心卫生院中医科成了县领导关注的地方。

一天，县卫生组韦瑞环组长到龙岸中心卫生院检查工作，见中医科在很短的时间内就把局面打开，感到十分高兴。在龙岸，一年的时间，黄汉儒通过看病，广泛结识了当地名流、领导和许多百姓。黄汉儒的医德与人品，应了"儒学"的一种理念，读书人做官乃至行医，不是为了逢年过节得到一句升官发财的恭维话，而是"读书期有用，常怀报国心"。

时隔多年，黄汉儒几乎每次到罗城都要回龙岸看看，往日与乡亲们分别的情景仍历历在目，当黄汉儒离开龙岸中心卫生院那天，龙岸的黎民百姓恋恋不舍，何启谙老先生亲自送他到村头，依依不舍地与他分手。黄汉儒认为，自己不过是尽了一名医务工作者的职责而已，没想到龙岸镇的百姓还惦记着他。他们称黄汉儒是龙岸中心卫生院第一个真正的中医师。

在院领导的重视和西医同仁的李江、梁德乾、谭庆龙、阳显慧、蒋济才、雷小翘、黄爱松、昌增雄等的帮助下，黄汉儒和中医科的几位医师很快就能跟西医一样值急诊班，处理一些比较严重的疾病，并经常参加一些危重病人的抢救。一位被银环蛇咬伤的县委干部，自主呼吸已经停止好几天，经过中西医结合抢救治疗，最后恢复了健康。这件事成为县城百姓们茶余饭后经常谈论一段佳话。

当时的黄汉儒是年仅28岁的小伙子，他对业务的精通和孜孜不倦的精神，赢得了县领导和医院领导的一致认可和赞同。短短几年的时间，他从一名中医学院的毕业生逐渐成长为百姓欢迎的名副其实的好医生。

刚刚开辟了龙岸中心卫生院中医门诊不久，黄汉儒又要奔赴艰巨的铁路建设工程中去了。用如此短的时间，为仫佬族自治县医院创办中医病房和第一家乡镇卫生院，这成为黄汉儒难以忘怀的两件事。他的每一步前行都留下了痛苦与快乐的足迹。黄汉儒始终在前行，他留给仫佬族自治县百姓的是无限的爱。

3. "三线"建设见功业

1969年12月，黄汉儒被抽调去参加"三线建设"。从1964年开始，中国人在本土展开了一场以备战为指导思想的大规模活动。"三线建设"的范围包括四川（含今重庆）、河北、山西、河南、湖北、湖南、广西、云南、贵州、陕西、青海、甘肃和宁夏13个省及自治区，地理位置为中国的中西部地区。

黄汉儒是"三线建设"的医疗队成员，后来担任271团卫生所的负责人。黄汉儒是一名以中医为主导，以西医、壮医为辅助的医学知识渊博的医师，在"三线建设"中再次显现出他的医学才能。

广西6927铁路工地，地处桂、黔交界，位于深山荒坡野岭，自然条件十分恶劣，工地的生活环境非常艰苦。作为备战工程，无论工作时间还是工作任务，国家下达的任务都是硬指标。换个角度说是定死的，根本没有什么商量余地。因此，工地上的工人、干部乃至医务人员加班加点是常事。工人们的劳动强度相当大，加上恶劣的自然环境，流脑、流感等传染病和常见的流行病，无时无刻不在威胁着工地上的人。工地指挥部的领导心急如焚，防治、控制传染病与常见病流行被当作工地的头等大事。更让人感到不安的是，药品匮乏、供应不足，经常出现入不敷出的情况，严重影响与威胁着工人们的正常工作。这让作为团卫生队负责人的黄汉儒寝食难安。黄汉儒明白自己肩上挑着的是数千名工人、干部和领导身体健康的重担，他有着强烈的责任心，不敢对工作有半点懈怠与疏忽。但是工地上药品匮乏常常让黄汉儒感到焦虑。每天在工地上干活的人成千上万，如果不加严防，一旦传染病在工地蔓延，不能

黄汉儒壮医带头人

及时有效控制，后果是不堪设想的。经过反复思考，黄汉儒觉得缺药这件事不能一等再等，西药不足可以利用当地的中草药、壮药。这里是深山老林，遍地都是药材。这是他这个中医学院的毕业生发挥用武之地的时候了。黄汉儒找到指挥部领导说："我们不能坐等西药了，这不是办法。我们可以利用周边的中草药防病治病。"领导经过研究，同意给黄汉儒调配一些人，由他带领上山采药。于是，黄汉儒亲自带领各营连的医务人员上山采药。他们将一捆捆中草药从山上背回来，统一加工、配制后，分发给各连营卫生人员。黄汉儒还在工地办起了卫生员培训班，给他们传授中草药防治措施与使用方法。

由于防治措施得力，工地上的疾病流行得到了有效控制。黄汉儒利用中草药防治、控制疾病的蔓延，为奋战在铁路建设工地上的工友们解忧排难，保障了他们的身体健康，为工程的顺利完成赢得了时间。这些中草药除了一些人力外，几乎没有花国家一分钱，不但为国家节省了开支，创造了所在团队数千民工每人每月只花8分钱医药费就能保障健康的纪录，也创造了疾病防治的奇迹。

上山采回的中草药，黄汉儒就地进行加工，自己组方用于流行病的预防和治疗，如流脑、流感等传染病和一般常见病。黄汉儒不但为国家卫生机构解了燃眉之急，节省

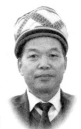

了一部分医药开销，也使他的医学天赋和创造能力得到了充分显示，提高了他使用中草药防病治病的本领。黄汉儒在上学期间只能认一两百种草药，现在认识和使用三四百种。他所拟的新药方，在临床上取得了良好效果，也使他积累了更多的临床经验。艰苦的生活和工作环境，加之对医学孜孜不倦的追求使黄汉儒变得更加成熟，他的防病治病技术更加精练，这对黄汉儒来说，无疑是一笔宝贵的财富，为他日后对中医、壮医的研究打下了坚实基础。

由于在铁路"三线建设"中成绩突出，贡献较大，黄汉儒被评为 6927 工程先进工作者，在工地的医务人员、工人、解放军中曾名噪一时，也因此而赢得了女孩子的芳心。

一直被人们称为工作狂的黄汉儒，虽然是个英俊而带有几分腼腆的 29 岁的小伙子，但自己的终身大事却还没有着落。领导和朋友都很关系他，希望他能尽早成个家。面对自己的个人问题，腼腆的黄汉儒跟许多青年人一样，也有自己的秘密，也有他自己"悲观"的一面。背着"地主仔"的身份，黄汉儒或多或少有些自卑。在那个年代，说严重些，哪个姑娘愿意嫁给一个"地主仔"呢？尽管如此，颇有个性的黄汉儒对恋爱婚姻也有自己的观点。黄汉儒认为："男女恋爱是光明正大的事，并不是污浊神秘的。从纯洁的友爱开始到相互接近，两个人应该在生活上互相关心、理解，在事业上互相支持、鼓励，达到思想融合，生活和谐，两人的人生观应该相同，对社会和民众有良好的影响。"这就是黄汉儒的恋爱观。黄汉儒在下连队防病治病中认识了他现在的夫人林茵（当时叫林秀凤）。林茵在6927工程铁路建设大会战任民兵班班长，后来担任连队卫生员，在工地上是个佼佼者。林茵不仅工作好，而且稳重端庄。他们由相遇到相知，爱情的种子在黄汉儒心中不知不觉地萌发、成长。他们恋爱了。林茵是个性格有些内向却十分有个性的女孩子。一次，在工作之余的闲聊中林茵给黄汉儒提出了一个令黄汉儒至今仍记忆犹新的问题，医学事业与"爱"的关系是什么？黄汉儒思忖之后，认真地回答了林茵。黄汉儒说："在我心灵的天平上摆着两种爱，一种是对自己的医学事业深深的爱，一种是对你真挚的爱。这两种爱都是我生命不可缺少的。如果严酷的现实只允许我选择一种，那么，我只有把整个生命的砝码都加在医学事业那一边。"这纯洁真情的话语使林茵倾倒，她紧紧依偎在黄汉儒火热的怀抱中，深情地说："我们永远在一起！"也正因为林茵对黄汉儒的这一份真爱，使得黄汉儒能够在日后的中医、壮医药事业上干出一番出色的成绩。

四年半艰苦的野外铁路建设生活，使黄汉儒无论在医学事业上还是在生活和爱情上都变得更加成熟、稳重。曾

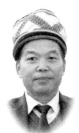

有人问黄汉儒，这四年半艰苦的铁路建生活是否是对他的"惩罚"？黄汉儒则说："是'苍天'给了我更深层认识生活的一个机会。"黄汉儒把它当作一次难得的锻炼和学习的机会。荒山野岭的工地，没有任何娱乐场所，民工们在工余时间就是打打牌，聊聊天。而黄汉儒除了履行一个医生的职责、保证民工健康外，还利用一切可以利用的时间读书，不断充实自己。他先后阅读了马克思的《资本论》、恩格斯的《自然辩证法》《反杜林论》，列宁的《唯物主义与经验批判主义》，重温了毛泽东的《矛盾论》《实践论》等，他用辩证唯物主义和历史唯物主义武装自己，以指导今后的工作、生活。

读书让人的视野开阔，除了读书，黄汉儒还写一些学习笔记、心得和有关中草药运用的案例。

黄汉儒从事基层卫生工作长达 13 年，尽管生活、工作环境不是很好，有时甚至环境恶劣，但这都没改变黄汉儒对中医事业的执著追求。

1977 年 3 月，黄汉儒在《广西日报》发表的《社会主义劳动竞赛好——学习列宁怎样组织竞赛一文的体会》被罗城县有关部门作为学习资料，印发到全县各厂矿企业，以提高人们的思想、文化素质。黄汉儒扎实的专业知识和文化功底，以及扎实的古汉语知识，为黄汉儒的深造和事

黄汉儒壮医带头人

业发展奠定了基础。黄汉儒也因此为医学事业做出了贡献，取得了骄人的业绩。终于黄汉儒在1978年12月，党的十一届三中全会结束之际，光荣地被中共罗城县委批准为中共预备党员，实现了他多年的入党愿望。从此，在人生道路上，黄汉儒有了更加明确的奋斗目标。

黄汉儒对自己取得的成绩并不满意，他觉得在今后的工作中自己要学的东西还是很多的。特别是粉碎"四人帮"后，邓小平同志恢复职务后做的第一件事就是恢复高考制度。这件事触动了黄汉儒，他与夫人林茵商量后，决定参加研究生考试。可研究生的外语考试科目里只有英语、日语，只能任选一种，这真把黄汉儒给难住了。他高中时学的是俄语，在中医学院读书时，学校没有开外语课。但为了实现自己的目标，黄汉儒选择了日语。他只能从零学起，但考试时间又迫在眉睫，于是黄汉儒给自己制定了一个学习计划，在同事的介绍下，每天下班后，黄汉儒就到罗城县烟酒公司一位原来当过日语翻译的东北籍老经理那里学习日语。

经过3个月的学习，1979年8月，黄汉儒以扎实的医学基础被中国中医研究院（现中国中医科学院）正式录取为医史文献专业的硕士研究生，成为广西第一个中医硕士研究生。

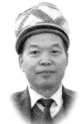

4. 自强不息，京都深造

心作良田耕不尽，善为至宝用无穷。黄汉儒舍下亲人，告别了红土地的壮乡父老，到了首都北京中国中医研究院学习。对黄汉儒来说，这是莫大的鞭策与鼓舞。黄汉儒成为中国著名医史文献学家马继兴教授和余瀛鳌教授的研究生弟子，攻读的专业是医史文献。

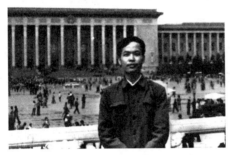

1979 年 10 月黄汉儒考上中国中医科学院
后在人民大会堂前留影

3 年的研究生学习，使黄汉儒获益匪浅。两位先生尽管研究风格各异，但对学问的认真态度是一致的。

余瀛鳌教授，江苏阜宁人，出身于世医名家。1955 毕业于上海第二医学院本科。1955 年冬参加卫生部委托中国中医研究院主办的全国第一届西医学习中医研究班学习。1958 年以优异成绩结业，分配在中国中医研究院中医文献研究室工作至今。现任中国中医研究院专家委员会委员、

87

研究员、研究生部客座教授、博士生导师；曾任中国中医研究院中医文献研究室主任，中国医史文献研究所副所长、所长等职；兼任国务院古籍整理出版规划小组成员、当代中医药发展研究中心顾问、中华中医药学会医史文献分会副主任委员等，是我国中医临床基础文献学科带头人；著述丰富，主编《中国传统医学大系》《中医大辞典》《现代名中医类案选》《中国古籍珍本提要》等多部著作，发表学术论文近200篇，获得国务院颁发的政府特殊津贴。他临床精于中医内科，尤长于治疗肝病、肾病、心脑血管病、泌尿生殖系病、糖尿病、癫痫等多种病证，其经验方已被收于《名医名方录》《当代名医证治汇萃》等书。

黄汉儒很幸运，一到中医研究院就得到德高望重、知识渊博的老师指导，真是让人羡慕至极。余瀛鳌教授除了讲授中医史论外，更对自己的研究生注重传授"修身"医德。余瀛鳌老师说话带有浓重的江苏口音，课讲得很好，又注重实际，深受学生们的喜欢和尊重。许多学生不仅上课专心听讲，课后还自学，并成群结队地去向老师请教。

余瀛鳌老师除授课外，还兼有行政职务。他常用蔡元培的"学不厌，教不倦"来勉励与教导学生。

黄汉儒的另一名指导老师是马继兴教授。马继兴，回族，中医医史文献大师，高产中医著书者，中国中医科学

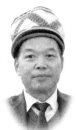

院资深研究员。1945 年毕业于华北国医学院，中医领域首批博士生导师；任中国药学会常务理事，药学史专业委员会主任委员，首届中华中医药学会医史文献分会主任委员，北京中医药学会基础理论专业委员会的首届主任委员；致力中医药历史与文献研究，完成《神农本草经辑注》《中医文献学》《马王堆古医书考释》《敦煌古医籍考释》《敦煌医药文献辑校》与《针灸铜人与铜人穴法》等一系列中医药古文献研究著作。其中，《神农本草经辑注》与有关课题研究成果分别获国家中医药管理局中医药科技进步一等奖、立夫医药研究优秀著作奖、国家科技进步三等奖；《马王堆古医书考释》获国家中医药管理局中医药基础研究一等奖；《敦煌古医籍考释》《敦煌医药文献辑校》系统研究敦煌出土医籍，获北京市科技进步二等奖、中华医学会科技奖二等奖；《针灸铜人与铜人穴法》与对宋以后不同时期的针灸铜人、铜人经、铜人图、铜人穴法进行深入研究，探明了宋、明、清时期针灸铜人的流传情况，形成了一整套铜人腧穴数据。

　　1981 年，马继兴教授赴美国国家医学图书馆鉴定其收藏的中医古籍版本，撰写了《美国国家医学图书馆所藏中医药古籍目录》。马继兴教授曾多次访学日本，收藏海外中医古籍书目；主持的"国内失传中医善本古籍的抢救回

黄汉儒壮医带头人

归与发掘研究"课题获 2004 年度中华医学会科技二等奖，2004 年度北京市科学技术奖二等奖。其系列学术著作为古代中医文献研究的开拓性科研成果，为中医药文献学作为一门新学科的形成奠定了坚实的学术基础。

马继兴教授从事专业研究近 60 年，学术著述达 160 余种，分别荣获国家与部局级、院级科研成果奖 19 项，1994 年被批准为国家有突出贡献的专家，享受国务院政府特殊津贴，荣获全国民族团结进步模范称号，2000 年荣获全国先进工作者称号。

马继兴教授的中医文献学理论研究，无疑给黄汉儒以启迪，为他灌输的中医历史知识，给他带来了前所未有的收获。由于有两位知识渊博的老师做指导，为黄汉儒日后壮族医学史的成就打下了坚实基础。

学校规定，研究生学习的第一年必须学习一年的基础理论，以使学生得到系统的医史文献研究方面的训练。马继兴和余瀛鳌两位教授对学生要求很严格，在研究方面更是严谨和细心。他们不但对研究生的学习悉心引导，安排到中国中医研究院和北京中医学院图书馆看书 1 个月，还亲自带领研究生们到上海图书馆查阅了 1 个月的资料，要求每人每天浏览专业书籍 40 种以上，对《中医图书联合目录》及其他重要工具书要做到熟练使用。与此同时，研究

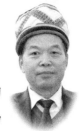

生们还要协助导师开展文献整理方面的科研课题。那时的医史文献研究所已经设有民族医史研究室，研究室主任为著名医史专家蔡景峰教授，这对于来自边远山区的少数民族学生黄汉儒来说，的确是一件十分幸运的事。

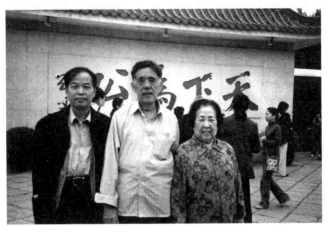

2003 年 11 月与导师马继兴及师母合影

当老师们给研究生讲授少数民族医药发展史时，学生们被他们渊博的知识与广阔的视野所折服。尤其是导师们对经典文献的解释，不仅启迪了学生们的心智，也深深地吸引着他们。从小就喜爱经典的黄汉儒，更是被眼前老师们的博学所震撼，老师的课如同潺潺清泉注入了黄汉儒的心田，课外黄汉儒会按照老师的指导去大量阅读。

自幼养成勤奋好学习惯的黄汉儒，惜书如命，读书更

91

黄汉儒壮医带头人

成了他的癖好。图书馆的书让黄汉儒大开眼界，他成了中国中医研究院图书馆的"常客"。

民族医学史这门课，除了中医、藏医、蒙医、傣医、维医等还没有老师提到壮医。为此黄汉儒的内心纠结了很久，也郁闷了很久。带着疑惑，黄汉儒走进了导师的办公室。

"马老师"，黄汉儒欲言又止。马老师看着来自边远山区的黄汉儒，似乎明白了来意，热情地对黄汉儒说："有问题就问吧，我细心听。"老师面带微笑的脸，让略带几分胆怯的黄汉儒放松了下来。"马老师，今天您在课上讲到民族医学，讲到中医、藏医、蒙医、傣医、维医，怎么没有讲到我们壮族医学呢？我对此不能理解，您能告诉我这到底是为什么吗？"

马老师听到黄汉儒的提问后沉默不语，若有所思地看了看黄汉儒说："是啊，壮族是中国56个民族中人口最多的少数民族，壮族文化有着悠久的历史，著名的稻作文化壮族是发明者之一。壮医药的存在应该是随着文化的发展而同步的，怎么会没有壮医的一席之地？"马老师缓缓地走到黄汉儒身边，亲切地说："你这个问题提得非常好！这是值得医学界关注的问题，壮医应该在少数民族医药中占有一个举足轻重的位置，今天缺了一席，那是很不合常理与

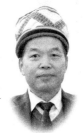

人类发展逻辑的。"沉思片刻后，马老师语重心长地对黄汉儒说："填补这个空白，就靠你们这一代人去完成啊！"

壮族作为中国人口最多的少数民族，它的文化、历史悠久，它的壮医药历史也悠久，怎么会没有自己的医药学呢？硕大的一个民族文化、医药，如果不存在的话，这个民族的繁衍从何谈起呢？更让人不解的是，壮族怎么能够成为当今华夏民族中少数民族人口最多的民族呢？难道壮族的代代繁衍与发展，真如一些人所言，是靠迷信、巫医维持的，不是靠它的医学——壮医吗？

作为土著族学子后裔，广西第一个中医硕士研究生，黄汉儒绝不会因此而袖手旁观。一种从未有过的对民族责任感油然而生。他暗下决心，待学成后一定要回到广西，带头搞壮医药的发掘整理研究工作，使古老的壮医药尽快从经验上升为理论，使丰富多彩的壮医诊疗技术和方药得到推广，造福于人类。他要为民族争气，为祖国争光，为壮医药自立于民族传统医药之林而努力奋斗。

在蔡景峰教授和马继兴教授等悉心指导下，黄汉儒如饥似渴地阅读大量有关书籍，他要了解民族医药学的历史与发展情况。每天黄汉儒除了听必修课外，其余时间几乎都花在了民族医学史的研究上，他要做揭开"壮医药之谜"的先行者。在中医学院的图书馆，在国家图书馆，对涉及

"壮医药"的书他进行了一个"大搜捕",首先从历代中医药经典医籍入手。他广泛涉猎,精读了《黄帝内经》《伤寒杂病论》《金匮要略》《神农本草经》《本草纲目》等中医经典,把散在其中的壮医药内容记录下来,试图从中寻找壮医药的发展历史。

黄汉儒在读到张仲景《伤寒杂病论》序言中的"上古有神农、黄帝、岐伯、伯高、雷公、少俞、少师、仲文,中世有长桑、扁鹊,汉有公乘阳庆及仓公"等受到了启发,他认为壮医药与中医是殊途同归、同日可谈的医学。

黄汉儒借的中医经典书籍有些很难读,有些经典比较深奥,读起来不是很好懂,意思也较难理解。为此,黄汉儒借鉴曾国藩读古书的经验:"穷经必专一经,不可泛骛。读经以研寻义理为本,考据名物为末。读经有一'耐'字诀:一句不通,不看下句;今日不通,明日再读;今年不精,明年再读,此所谓耐也。"对曾氏的读经"耐"字诀,黄汉儒也是灵活地看,认为不一定这句不通就不读下句。但是"今日不通,明日再读;今年不精,明年再读",这是一定要做的。总之,读经不是三年、二年的事,更不是三月、二月、一个学期的事,读经是一辈子的事。经要放在案头,更要常置心头。经典是一辈子的必修课,要想真正学好经典,学好中医,就必须这样做。黄汉儒以曾国藩为

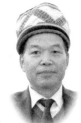

榜样，努力把难懂的医学经典啃下来。

"读书百遍，其义自见""观今之医，不念思求经旨，以演其所知，各承家技，始终顺旧。"医圣张仲景在1700年前就已经清楚地阐述了"守旧"与"创新"的对立统一的关系。当时的医生，各人只抱守家传的一点经验，这就叫守旧；反过来呢？能够"思求经旨，演其所知"，这就是创新。

《黄帝内经》《伤寒杂病论》这些著作完全是为了"演其所知"。"演"是什么意思呢？"演"就是推演、扩大、发展、延续的意思，能够把局限的知识发展、拓宽开来，能够发扬光大它，这个东西就是"经旨"。只有真正地把握传统，才能真正把握现代。中医要创新，壮医要发掘，这都是黄汉儒行医的宗旨。

儒家鼻祖孔子认为，做学问的关键就是"学而不思则罔，思而不学则殆"。不管你做什么学问，西医也好，中医也好，壮医也罢，学就是学习过去的、现在以前的东西，实际上就是旧的东西，只是这个旧的程度有所不同而已。光学现有的东西是不行的。这种为了学习而学习，孔子认为那是罔然。所以，光是学了很多东西，知识积累了很多，哪怕你成了一部活字典，那也还是不行。有知识，不一定有学问。在孔子的立学里，还有一个很重要的方面就是

"思"。思是一个组合的过程，通过这个组合，各种材料、各个部件逐渐碰撞、接触，融合成新的东西。因此，这个过程实际上就是创新的过程。"喜新"这是人的习性，但新不能凭空来，新是从旧中来，所以"思而不学则殆"。必须要"即思即学，即学即思"。这时的黄汉儒已经在为发掘、整理、研究壮医药查阅资料，做准备了。

黄汉儒认为，无论中医、西医还是壮医，研究的对象都是人。人是目前宇宙各种运动形态中的最高形态。因此，医学研究的是一个更具有混沌性、模糊性的超复杂性系统，物理学、化学、生物学知识皆可运用于医学，但医学绝不只是这些知识的总和。因为"人"这个超复杂性系统已发生了质的飞跃，产生了自身特有的运动形态与规律。

人体绝不是物理学概念中的机器，绝不是信息技术概念中的机器人，绝不是化学概念中的反应罐，也绝不是生物学概念中的多细胞集群或灵长类动物。人就是人，虽然他不是神，但也绝不是一般生物。因此，医学不同于一般自然科学，也不同于兽医学。医学是人文同科学的交叉与结合，是社会科学同自然科学的交叉与结合。

从中西医发展历史来看，作为现代人类只有 10 多万年的历史，进入有历史记载的年代还不到万年。古代医学中，唯有中国医学几千年从未中断失传，一直传承至今。在人

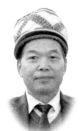

类历史上，中国人口一直占世界人口的 1/4，有时达 1/3，如今仍占 1/5 强。中国又拥有世界上规模最大、水平最高、历史最久的农耕经济，在文艺复兴前，可谓是统领世界水平的主流国家。在两千年前，中国就形成了一个庞大而严密的医学体系，一个独特的包括病因、病机、诊法、辨证论治、药物、预防和养生等体系。这个医学体系反映在《黄帝内经》与张仲景的《伤寒杂病论》等经典著作中。这个医学体系是 1/4 人类经验的结晶，一直成功指导着中医的临床实践，使 1/4 的人类一代接一代地繁衍、生存、发展。

现代医学是在文艺复兴之后，随着自然科学的出现而出现的。17 世纪，解剖学、血液循环学兴起；18 世纪，出现了水银华氏温度计测量体温；19 世纪，采用显微镜观察细胞，巴斯德发现了细菌，于是出现了细胞病理学、细菌学和免疫学，开始使用疫苗；20 世纪上半叶，出现磺胺类药物、抗生素、X 光透视及新型手术后，现代医学有了突飞猛进的发展；20 世纪 50 年代，出现了超声成像技术，70 年代出现了断层成像（CT）技术，80 年代出现了核磁共振成像技术，使医用影像学为人体检查提供了新的装备。加上生物电技术在心电、脑电、肌电检测上的运用，放射性同位素的运用，各种化学分析检测仪器与技术的运用，使西医对人体活动的许多因子有了定量的检测数据。各种人

97

造器官（人造肾、起搏器、人造心脏等）与器官移植、干细胞培养、基因工程等，使西医从现代高科技发展中源源不断地获得许多新的手段与工具，更加如虎添翼。但不要忘了，西医也就只有几百年的历史，真正意义上的现代医学更只是近几十年的事。虽然进步很快，但对于超复杂的人体生命系统来讲仍是沧海一粟。不要说远远够不上穷尽真理，就连中医几千年前发现并一致运用至今的经络系统，现在仍没有找到解剖或生理上的依据。因此，从中西医发展历史看，中医历史悠久，至少是很多代人临床经验的积淀，但近代发展不快。西医历史很短，仅几代人，但近代发展很快。这正是两者应相互结合的依据。中国传统医药是农耕文明的产物，以东方文化为背景；现代医药是工业文明的产物，以西方文化为背景。两者确实存在很大差异。东西方文化差异，可列举很多，仅举与中医药相关的几点。

第一，东方文化强调"天人合一"，人要顺乎自然；西方文化强调人定胜天，战胜自然。中医重视人与自然环境的统一，强调天人相应，注意节气变化，所用药物多为天然的；西医注重人体自身，重视如何战胜病原体，不重视人与自然的和谐关系，所用药物多为人工合成的。

第二，东方侧重整体，重综合与归纳；西方侧重局部，重分析与演绎。中医把人看成一个整体，是一个模糊的超

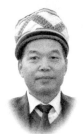

复杂系统，治疗采用综合的方法，可以头痛医脚。西医则把人看成由各个系统、器官、组织、细胞构成的复合体，采用单因子分析的方法，随技术发展，越分越细、越单一、越精确，直到分子水平。

第三，东方文化重形象思维，重直觉、悟性；西方文化重逻辑思维，重实证、理性。因此，中医用阴阳、五行、运气、藏象、经络等形象描述人体各器官与功能的相互关系，用悟性、直觉冥证出一个模糊的复杂体系，让人感到玄学的味道；西医采用数理思维与实证的方式，理性地观察人体，用自然科学的观点看待人体。医学描述同自然科学述语一致，让人感到科学的味道。

第四，东方文化重模糊，亦此亦彼，重内在联系，讲求复杂性；西方文化重清晰，非此即彼，界线分明，简洁明白。中医理论重模糊，重复杂性，亦此亦彼，中药讲究君、臣、佐、使的配伍，讲究四气五味，升降沉浮，若干味中药混成一体，往往弄不清什么是有效成分；西医理论重清晰，判断明确，非此即彼，西药有效成分单一，效用专一，含量精确。

第五，东方文化重经验，重特殊性、偶然性；西方文化重推理，重普遍性、必然性。中医以经验为主，通过问、闻、望、切等经验了解患者，重视患者的特殊性，采取因人因时因地而异的方法，既可同病异治，也可异病同治，缺少统一标准；西医以推理为主，通过各种仪器观察，生理生化指标检测，从精确的数据中按统一标准，判断病证，对症下药，重视病的普遍性，不注意人的特殊性。

第六，东方文化重身心统一；西方文化则身心分离。中医保健养生，讲究身心和谐，如太极拳、气功等，讲究杂食与食药同源；西医有病治病，重机体变化，不注意心理、情感因素，保健单纯，运动就是运动，饮食也单一化。由于东西方文化背景的差异造成了中西医药的差异，这种差异就决定两者应当互为补充。

在发掘壮医药的过程里，黄汉儒发现了壮医不同于西医和中医的许多特色的诊疗方药和特殊诊断方法。从好奇心到必胜心，是黄汉儒发掘、整理、分析壮医药的过程，也是黄汉儒智慧而忘我的过程。忘我才能真正地发现自我。正是忘我，使黄汉儒焕发出他的全部智慧和力量。

"自强不息，君子以厚德载物"。民国时期，梁启超在清华大学任教时给当时的清华学子作了《论君子》的演讲。在演讲中他希望清华学子们都能继承中华传统美德，并引用了《易经》的"自强不息""厚德载物"等话来激励清华学子们。

"天行健，君子以自强不息""地势坤，君子以厚德载

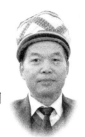

物"。这两句的意思是：天（即自然）的运动刚强劲健，相应于此，君子处世应像天一样，自我力求进步，刚毅坚卓，发愤图强，永不停息；大地的气势厚实和顺，君子应增厚美德，容载万物。

在北京读研，与黄汉儒同班的学生们来自不同的民族。看到民族医药学发展缓慢，有的同学产生了悲观情绪，而黄汉儒却怀着坚定的信念说："今后，民族医药学的发展将会突飞猛进。"黄汉儒怀着振兴祖国民族医药学事业而发奋学习的信念，刻苦学习，终于顺利拿到医学硕士学位，成为广西第一个中医硕士研究生。他的硕士论文《论张景岳对中国内科学的贡献》获得导师和答辩专家的好评。

在壮医药历史上，是黄汉儒将壮医药历史文字系统化，使壮医药得到国人承认，从而对其进行科学开发与利用；是黄汉儒率先提出发掘壮医药，使人们看到了壮医药的起源。这无疑是一件幸事。

为了寻找壮医药线索，黄汉儒和他的同仁们走向大自然，走向民间。黄汉儒弘扬壮医药的壮举，赢得人们的称赞。故乡的红土地每时每刻都在召唤着黄汉儒。一闭上眼，黄汉儒满脑子都是如何发掘壮医药。

故乡的爱妻与女儿成为黄汉儒在京苦读期间模糊且隐

秘的想念。夜深人静的时候，黄汉儒笔耕不停，写下了50多万字的读书笔记；他大胆地去粗取精，去伪存真，经过不懈努力，终于在总结前人的基础上，逐渐形成了自己对中医、壮医理论与临床的独特见解，一篇篇医药学术论文在他的手上诞生，一部部壮医著作"破土"而成。而这些也有赖于黄汉儒夫人林茵的那一份相濡以沫之心与不离不弃对爱情的守望。

5. 相濡以沫，不离不弃的守望

"爱情是一种缘分，是四目相顾时的那份深情，是彼此间心与心的相互依存，是情感与灵魂净化至高境界的一种默契。"

思君意不穷，长如流水注。林茵的守望是为了黄汉儒的爱。繁体的"爱"字由四部分构成：爪、秃宝盖、心、友。想要理解爱的本意，就要从"友"说起。"朋"是指在一起的人，"友"是指志同道合的人，"爱"则是抓住志同道合的朋友的心。

在修铁路期间，黄汉儒认识了现在的太太林茵。林茵出生在罗城仫佬族自治县的一个船家。从小就跟水打交道的林茵，有着似水般清澈、善良的品性。林茵中等个儿，皮肤白皙，瓜子脸。林家的生活来源主要靠父亲在船行任职所带来的收入。尽管家庭经济状况不是很宽裕，但母亲

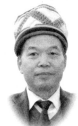

持家有方，把林家上下打理得井井有条，林茵一家人的生活过得还算富足。出生在这个家庭的林茵，受过中等护士教育。黄汉儒和林茵就是在建设铁路时认识的。那时的林茵还是一名负责人，黄汉儒是一名医生。据黄汉儒回忆："尽管在同一个工地工作，但各自的住地距离有几十里路，每一次黄汉儒都要走上几十里路，才能见到林茵""我的这份感情追得很艰难，但也很值得。"那个年代，思想比较保守，若两人之间的感情处理不好，很有可能会扣上"作风问题"的帽子。

黄汉儒和林茵在建设铁路的过程中产生了爱情，并结为百年之好。黄汉儒和林茵婚后生有一女，名叫黄琳，现在南宁电视台任编导制片人。黄汉儒和林茵风风雨雨数十年，是年到古稀依然守护着一份纯真至上的爱情与事业兼得的好伴侣。常言道：家有贤妻，夫无横祸。若将这句话用在黄汉儒与她夫人身上是再贴切不过的了。

黄汉儒是个事业型男人，自然需要妻子的信任和了解。作为一个好妻子，聪慧的林茵不会跟丈夫去比"学识上"的荣誉，她早已打定主意做一个贤妻。黄汉儒是一个好读书、肯钻研的人，林茵敬佩自己的丈夫，她理解黄汉儒所从事的事业是伟大的，她最应该做的就是对丈夫的信任与支持。

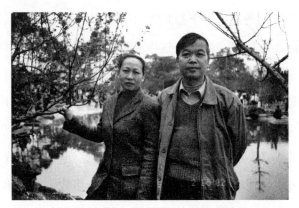

黄汉儒教授与夫人林茵在南宁青秀山

　　黄汉儒是个感情细腻的人，只要有机会，感情就会流露出来。笔者在采访时就看到过这样的情境。被事业、感情紧紧联系在一起的这对夫妻在细雨飘落的清晨漫步，似火的柔情融透了清凉的空气，他们把相互间的深挚情感完全溶于为医学和人民事业的奋斗与追求之中。黄汉儒是一个典型的壮族人，壮族文明的精髓渗透在他衣食住行的各个方面。

　　家庭和事业不能兼顾，这是黄汉儒到京求学后，对妻子林茵和女儿黄琳的愧疚。但作为学者的黄汉儒，必须有一个方向，方向设定以后，你就得一直走下去。做学问、做专家，或者是搞成其他什么，你都必须专注。

　　在黄汉儒开始准备写有关壮医药书的时候，他并非存在什么非分之想。他在选择中医这个事业之时，就已经选

104

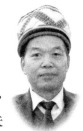

定了他一生的事业。他的许多同学，要么去了广州、深圳，要么留在北京、上海，要么出了国，只有他这个山野村夫回到了落后的广西。

黄汉儒与家人的关系，清淡中蕴藏着深情，许多没有说出口的话，蕴在心底，水深静流，何必波纹。

黄汉儒觉得自己很幸运，因为他觉得自己的体质好，就算生病也不碍事，如果体质差或不佳，生一次病恐怕就垮了。

20世纪80年代以来，黄汉儒一直是中医、壮医药的学者，是壮医学界的名流，为社会所瞩目。而林茵这个"以舟楫为家，捕鱼为业"的"疍家"水上人家的女儿，只是一个受过中等教育的女子。他们来自不同的民族，在性格、语言、服饰和婚嫁住行等方面都有许多不同。但林茵却读懂了黄汉儒的"爱情"，深刻地理解家庭和婚姻的真谛，用她的"爱"维护着自己的家人，维护着一个和谐美满的家庭。也正是这个家，让黄汉儒无论在事业上还是在生活上都感到温馨。如果说黄汉儒对壮医药事业做出了突出贡献的话，其中一半应该是他太太林茵的功劳。

黄汉儒和林茵相濡以沫、不离不弃的守望，承载着一段美好的姻缘，他们那沉着耐心地等待，换来了人们赞叹。他们在历经工作、学习需要的离合后，终于发出生命的光彩"如传世的青花瓷，自顾自的美丽……"

六、壮志酬年华
丹心系壮医篇

1. 挥手辞"皇城"，志归红水河

君自故乡来，应知故乡事，来日绮窗前，寒梅着花未？（王维）

对民族医学的信念和感情，自然造就了黄汉儒对中医、壮医责无旁贷的使命感，他认为，民族医学兴亡，匹夫有责。黄汉儒辞别北京，回到令他魂牵梦绕的红土地南宁，正是出于这样一种担当的使命感和责任感。

黄汉儒通过撰写《壮族医学史》和《中国壮医学》这两部书，震撼、名噪了民族医学界。黄汉儒没有辜负他研究生老师们的期望，也因此圆了自己心中纠结已久的愿望。

研究生毕业在即，当时与黄汉儒同专业毕业的人全国仅有三个。黄汉儒成了北京、上海、广州等几所大城市著名医院和医药研究机构的"抢手人"。他们都希望黄汉儒能到他们那里工作，而且薪酬也给得很高。这些条件是许多

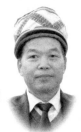

同年毕业的同学们梦寐以求的，但各种各样的诱惑并没能挽留下黄汉儒。黄汉儒主动向中国中医研究院的领导提出请求，要求到自己的故乡，到他魂牵梦绕的故乡红土地南宁工作。因为黄汉儒心里清楚，那里有他最亲爱的亲人，特别是有他未了的心愿与理想。

这之前，在老师讲的民族医学课里，壮医学在中国医学史中仍然被列入"空白"黑名单之列。作为壮族后裔的黄汉儒，他知道红土地的壮医壮药是有待开发和挖掘的，那里并不是"缺乏医药的地方"，而是处处充满神奇的"壮医药王国"。几千年来，是壮医药的土方医治了一代代的土著人家，也是壮医药才能让壮族人繁衍、健康成长为华夏民族中人口最多的少数民族。

一辈子专心致力于民族医药事业的黄汉儒，每时每刻也离不开他的本行，也永远忘不了心中一直纠结着的"壮医"问题。

黄汉儒醉心壮医药的研究事业，他怀着满腔热情，不追求名利，只想一心扑在壮医药事业的研究和发掘之上。他声望颇高，受人爱戴。尤其是医学界的同仁、学者、领导都佩服黄汉儒的学问与人品。黄汉儒那孜孜不倦地追求理想和目标的精神不由让人想到唐朝诗人孟郊《赠崔纯亮》的诗句里所说的"镜破不改光，兰死不改香"的品格。

黄汉儒壮医带头人

黄汉儒对壮医药的执念之心，犹同古镜般的这种品性，已经定格在1982年10月他从中国中医研究院研究生毕业，获得医学硕士学位之时；定格在他毅然放弃导师和院领导挽留的那一刻。黄汉儒的生命注定这一辈子要与"壮医药"相依相伴了，因为研究生老师讲"民族医学史"的那一节课没有提及"壮医"之事在黄汉儒的心里留下了烙印，在黄汉儒内心深处扎下了根，永不磨灭。

　　黄汉儒毅然告别了中医研究院的导师和研究院，回到了他的大学母校——广西中医学院（现在广西中医药大学）。黄汉儒回校后被安排在科研生产处工作，身任要职的黄汉儒工作起来得心应手，加上他又有深厚的文学功底，更是如虎添翼。

　　还在北京读研究生之时，黄汉儒就已经连续在《健康报》发表"为近代医家立传"和"应当重视卫生经济史的研究"等富有创新性的文章，黄汉儒因此也得到了卫生部政策研究室领导和老师们的高度关注。他们曾经明确表示，希望黄汉儒先留在研究院，然后调到卫生部工作。可想而知，这意味着黄汉儒前程美好，但这一切都没有打动这位淳朴的壮族后裔，内心的信念与追求，召唤他回归故里。

　　黄汉儒想，故乡广西的经济条件比起京城，那简直是天壤之别，但再丑陋也是"自己的母亲"。要搞壮医研究必

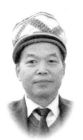

须要有研究基地作基石，其次还要具备硬件、软件等各种措施和必要的物质条件。在黄汉儒的建议下，广西中医学院决定立即成立医史文献研究室和壮族医药研究室，由班秀文教授（首届国医大师）任室主任，黄汉儒被任命为这两个研究室的专职副主任，作为广西卫生厅下达的《壮医研究》科研课题的带头人。

　　黄汉儒和他的课题组同仁，在 1983 ～ 1984 年之间抢收了许多散落在民间的壮药方、祖传秘方、医案等。黄汉儒这位医史文献的高材生，有用武之地了。黄汉儒全力以赴地投入到了文献搜集、文物考察和实地调查采访的研究工作当中，先后总结和发表了"靖西县壮族民间医药情况考察报告""关于壮族医学史的初步探讨""岭南地理环境与壮医学"等多篇论文。文章的依据和理由充分阐述和佐证了壮医药在历史上的客观存在，从此，壮医开始被人们逐步认识。同时，黄汉儒深深意识到，这只是万里长征的第一步，"壮医药如果不加快研究步伐，没有一个跨越式的发展，根本就无法适应时代形势的需要，也难以和其他兄弟民族医药并驾齐驱，这是客观存在的事实"。黄汉儒还意识到，必须给壮医药一个更大的自主发展空间，那就是拥有一个专门的研究机构。为了这件事黄汉儒常常寝食难安，经过几个月的思想斗争，黄汉儒决定，再次向广西壮族自

黄汉儒壮医带头人

治区卫生厅、自治区民委和自治区人民政府提出他的新建议，"成立一个独立的民族医药科研机构"，即广西民族医药研究所。黄汉儒这个"别开生面"的建议一经提出，消息不胫而走，立刻引起不同凡响，有人欣欣鼓舞，有人说三道四。沸沸扬扬，众说纷纭，褒贬不一，瞬间呈现。

天生寡言少语甚至还有些偏内向性格的黄汉儒，只要他认定的事，就是撞了南墙也不回头。已任广西中医学院科研生产处副处长和处党总支书记，兼学院科研生产党总支书的黄汉儒，为了实现自己的远大理想，跟院领导直截了当地说："只要能建立民族医药研究所，我可以不要'官职'和级别。"为了实现梦想，黄汉儒进行了一场破冰之旅，哪怕是粉身碎骨他也在所不惜。为了早日建好民族医药研究所，黄汉儒已决定背水一战。

黄汉儒对事业的执著精神，感动了许多上级领导和有关部门的负责人。令人兴奋的是，黄汉儒关于建立广西民族医药研究所的建议，得到了时任自治区主要领导陈辉光、韦纯束、覃应机、甘苦、金宝生等同志，以及自治区卫生厅、自治区民委领导的赞同和支持，主管干部工作的时任自治区党委副书记金宝生做出了批示。黄汉儒被调到自治区卫生厅，全权负责广西民族医药研究所的筹备工作。这也是当时国家民族医药"绿灯"政策的明照。

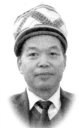

　　根据 1984 年第一次全国民族医药工作会议的部署和《国务院关于加强全国民族医药工作的几点意见》（国办发〔1984〕102 号），以及自治区领导的指示，黄汉儒带领筹备组的几位同志夜以继日地开始了筹建工作。不到半年时间，他们就完成了研究所的申报、审批、选址等基建前期的准备工作。黄汉儒还亲自到北京向国家科委汇报，回答项目审批论证专家们的提问和质疑，取得了国家科委的大力支持。

　　在黄汉儒和他的同仁的努力下，1985 年 5 月 31 日，国家科委批复，"同意成立广西民族医药研究所——以壮、瑶医药为主要研究方向的独立民族医药科研机构"，而且被自治区人民政府列为庆祝自治区成立 30 周年的重点建设项目之一，专项投资。

　　1988 年 12 月，广西民族医药研究所终于建成。黄汉儒为研究所的主要创始人，和他一起工作的国家编制人员共30 人。两年内，民族医药研究所的编制增加到 100 人，成为全国规模较大的专业民族医药研究机构之一，研究所的主要职责是开展民族医药的研究与挖掘。

　　广西民族医药研究所的建成，给黄汉儒和他的同仁们日后对民族医药学的研究与挖掘奠定了坚实的基础。

　　黄汉儒作为自治区卫生厅民族医药古籍普查整理领导

小组办公室主任，直接组织和具体指导广西民族医药的普查整理工作，基本上摸清了广西民族医药的历史和现状、特色和优势，为壮族医药和其他民族医药的进一步发展奠定了基础。广西的大部分市、县、乡镇乃至村庄、山寨均留下了黄汉儒团队艰辛的足迹，洒下了他们辛勤的汗水。

锲而不舍，金石可镂。有志者，事竟成。这次大规模普查取得了重大成果，黄汉儒完成了洋洋洒洒一百多万字的《广西民族医药验方汇编》，一些与民族医药相关的广西民族医药陈列室、广西民族医药标本室陆续建成。

原国家中医药管理局副局长、中国民族医药学会会长诸国本教授在谈到广西民族医药事业时指出："广西的壮医药之所以能得到较快的持续发展，原因当然很多，但一开始就成立广西民族医药研究所、广西民族医药协会、《广西民族医药报》社等一批民族医药专业机构，获得事业编制和事业经费的稳定支持，有自己的舆论宣传工具，肯定是一个成功的经验……"

随着时间的推移，黄汉儒关于发展壮医药事业的设想一步步得到落实。这更坚定了他的信念，也彰显了壮医药事业的生命力。黄汉儒为壮医药事业的发展赢得了主动权，为日后主编《壮族医学史》打下了雄厚的基础。

1993年2月，中国中医研究院将广西民族医药研究所

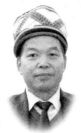

确定为该院的民族医药研究基地，挂上了"中国中医研究院广西民族医药研究所"的牌子。后经自治区人民政府批准，广西民族医药研究所更名为广西民族医药研究院。其升级扩建项目得到了国家发改委和自治区人民政府的大力支持，被纳入《中国·广西壮瑶医药振兴计划规划纲要》。

广西民族研究所至今已经承担和完成200多项各级各类民族医药科研课题，取得数十项科研成果，其中多项是省部级以上的科技进步奖。广西民族研究所的荣与辱、壮医药的振兴，与这位研究所的创始人——黄汉儒紧密相连。

2. 几度艰辛几度愁

壮医药学有着几千年的文明历史，然而有太多的人对它不了解。因为不了解，导致对壮医误解或视为神秘，甚至诡异。仅有200多年发展史的西医学，治疗手段不过是借助现代技术，通过各种精密仪器，看到的是人体表层的现象。壮医重在"宏观"，秉承"天、地、人合一"的治疗理念；西医则强调微观的治疗理念。所以两者之间，很难分出伯仲。

有的史料，甚至一些"正史"和文人墨客的文章，在述及岭南壮族地区的风土民情时，常常是"病不服药，惟事祭鬼""信巫鬼、重淫祀，从古然也"。把壮族贬低至完全处于无医无药的境地，或者是不信医药的蒙昧落后状况，

黄汉儒壮医带头人

对壮医全面否定。

秦始皇统一六国后，集兵南攻百越。统一岭南后，壮族地区就置于中央封建王朝的统治下。与蒙古族、藏族等民族所不同的是，壮族历史上基本没有建立过以本民族为主体的长期稳定统一的国家政权，因而缺乏运用政权的力量总结、规范、确立和发展本民族文化的条件，特别是未能规范和同化自己的民族文字（只有流行不广的方块壮字）。这对壮医药的系统整理和理论提高是不利的。中央封建王朝为了巩固和加强自己在少数民族地区的统治而采取的一系列措施，虽然对壮族地区的经济、文化发展起了一定的促进作用，但他们歧视少数民族的一贯政策，成为壮族地区经济、文化发展的极大障碍，医学的发展就更不用说了。为巩固其统治地位，中央封建政府一方面委派汉族官员任广西的官吏，中原汉族人民陆续迁居壮族地区，推行中医施治。因此，中医得到了一定程度的传播和发展。如宋代咸平初年，广西西路转运使陈尧叟有《集验方》，刻石桂州驿"；邕州知府范旻"下令禁止淫祀""市药以施治""并刻疗病方书，置诸厅壁"。明朝洪武年间，一些州县开始设立医学署和惠民药局。宋以后，出现过一些较有专长的中医，如贵县的俞仲昌、梁廉夫，临桂的罗哲初，梧州的陈务斋等（有的还兼通壮医药）。另一方面，壮

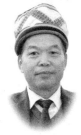

族本身的民族医药更多受到官方的歧视，登不了大雅之堂，只能以其独特的技法和疗效在壮族民间流传。如《柳城县志》载："病者服药，不仅限于仲景叔和，间有用一二味草药奇验者。其他针灸之术，以妇人为擅长。"事实上，由于统治阶级的政治、经济、文化的发展不平衡等原因，中医药也很难在边远壮乡全面普及。以聚居靖西县的壮族为例，1949年间，县城的中药铺也只是有一两家，坐堂的不过是一些读过几本中医书的民间医生而已。他们"一经临证拟方，病人服之有验者殊少。此殆于精微变通之处犹有欠欤"。由此可见，这些医生的医术并不怎么高，加上中药铺以营利为要务，"非高价不售，山谷海屿之民何以得之"。因此，当地壮族群众有疾病，自然主要求助土生土长而又确有效验的民族壮医药，大部分人甚至是自防自治和群防群治。这种客观需要，成为壮医药赖以生存的环境和条件。这种环境和条件也决定了壮医药的存在形式，即大部分以口耳相传的方式，并且主要通过民间延续下来，具有广泛的群众性。然而，在许多正统的封建官吏文人眼里，壮医药是少数民族医药，不屑于文墨记载，更谈不上壮医能与藏医、蒙医、维医、傣医、朝鲜医等少数民族医学一样，有像中医的《黄帝内经》、藏医的《四部医典》那些经典著作为研究、挖掘的依据。对壮医药的挖掘、整理谈何容易。

如何着手挖掘、整理"深闺"中的壮医，愁死了黄汉儒等挖掘先行者。这个问题缠绕着黄汉儒，让黄汉儒苦思冥想，寝食难安。

　　壮医与中医存在着互相渗透，但又不能替代的关系。壮族悠久的文化，在长期与中原汉族交往过程中，其交流呈双向性，而不是单向性。自古以来就呈现出壮汉文化互相渗透和并存的局面，特别是在医学方面，中医与壮医的历史更是同日并谈，这使得中医和壮医难分伯仲。摆在黄汉儒面前的这一系列问题，不得不让他考虑着手于汉文字和古壮字为先。

　　中国的汉文字博大精深，很多文字都会引申出典故。最早的汉文字是以"象形文字"为基础发展起来的。它注重形义之间的关系。所以看到一个文字，除了查阅工具书外，还要分析它的结构。形部结构需要分析，声部结构也要分析，两者都与字义有关。以中医的"病"字为例："病"字的注解对于黄汉儒教授这位医史文献硕士来讲太司空见惯了。从"病"这个字，亦让人感到中国文字的丰富内涵。

　　古人讲"一指禅"，也讲"一字禅"。一个字里面有很深的含义，有妙理，有禅机。有些时候只要你悟透了一个字，这门学问的门就打开了。就像"病"这个字，如果你

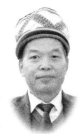

真正解通了，那了解中医或学中医就不会有太大的问题。张仲景在他的《伤寒杂病论》序中写道："若能寻余所集，则思过半矣。"笔者在这里也斗胆借用"思过半矣"这句话，如果你真正弄通了"病"字，那对于中医也是"思过半矣"。

"病"这个字由疒＋丙而成。疒是形部，丙是声部。病的形部"疒"在古文字里也是一个单独的字，它读尼厄切。《说文解字》解为："倚也，人有疾病象倚箸之形。""倚"字在这里如何释解？从字面解释是人有疾病以后就会不舒服，不舒服当然就想靠着，就想躺着。所以"疒"字就像一个人依靠在一个东西上，是一个象形文字，人生病了就是这副样子。所以，《集韵》说："疒，疾也。"因此，形部的这个偏旁实际上已经代表了现代意义上的疾病，在英文里可以用 disease 这个单词表示。

在古汉字中，"病"字是一个会意字。这个字的左半部，是一个床榻的符号；右半部是一个人的符号。人与床平行，说明人是躺在床上的。这个字后来演化成了"病"，也就是今天汉字偏旁中的"疒"。既然病字的形部偏旁已经代表了广义上的"病"字，那么，偏旁之外为什么还要加上这个"丙"呢？是不是仅仅为了读音？咬文嚼字是读懂古经典、古医书的关键之一。声符不仅表音，而且表义，并且声符所表的这个义对于文字是很关键的部分，这是研究古文字的要义。

一个形符"疒"，一个声符"丙"，就把疾病所涉及的方方面面都揭示出来了。在"易"书里，丙是十天干里面的其中一干。位于南方，五行属火。所以，古人云：东方甲乙木，南方丙丁火，西方庚辛金，北方壬癸水，中央戊己土。据《说文解字》释云："丙位南方，万物成炳然。阴气初起，阳气将亏，从一入门，一者阳也。"炳然就是很茂盛。《素问·四气调神大论》云"夏三月，此为蕃秀"，说的就是这个炳然。阴气初起，阳气将亏，是言夏至一阴生，一阴生后，阴道渐息，阳道渐消。一阴一阳，以易象问题有关。

据史料记载，文字起源有一种八卦说，这里应该是一个根据。冂，徐锴释为："门也，大地阴阳之门也。"丙位南方，处夏月，夏月是阳气释放最隆盛的时节，然而盛极必衰，所以，阳气在夏至以后，就要逐渐地转入到收藏，这个"从一入冂"的造字实际上就反映了这个过程。丙的上述意义向我们提出了一个十分深刻的问题，那就是与疾病的相关性。丙代表南方，代表方位。那么，方是干什么的呢？据《易·系辞》讲："方以类聚，物以群分，吉凶生矣。"方是用来聚类的，所以，东方就有东方这一类的东

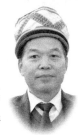

西，南方就有南方这一类的东西。"疒"这个形符加上丙以后，就揭示出一个很关键的问题：疾病的相关性。医学所关注的核心问题就是相关性问题。传统文化的要义在这里表达得淋漓尽致。

古文与现代文不一样，古书一般无标点。对今天的学习者来说，断句标点是衡量一个人古文水平的试金石。断句标点有误，就表明没有读懂相关文字。如果没有扎实的古文基础是很难理解文字所蕴含的内涵，更谈不上挖掘、总结、创新了。这些问题实实在在地摆在黄汉儒等专家们的面前。

古壮字是不易掌握的文字，黄汉儒只能囫囵吞枣、似懂非懂地读着。他要用它对古壮医药进行挖掘、整理、分析、总结，再难啃也得坚持。黄汉儒等人首先要克服的就是古壮字带来的困难。只有掌握了古壮字，才能顺藤摸瓜、顺理成章地开展工作。就好比要涉过横在面前的大河，只有设法找到渡河工具，才有可能渡过大河，到达理想的彼岸。这就是人们常说的，只要顺天应人，就没有什么困难能够阻挡得了。又如同登山，被山阻止住的第一层天，是山谷最低处的水珠与水雾。尽管有"厉"就意味有危险，因为天要升，要冲破山的阻碍，变成天上的云彩。

懦弱者如同这些不成气候的小水珠，等不到升上天空

119

就会被太阳蒸发干净。勇敢者却不畏惧，冲破了艰难险阻，变成了天上的彩云。

壮医药流散在民间的一些医话、单方、病案，大多是用古壮字手抄本来记载的。这种由壮族人民在千百年来与自然和疾病做斗争中沉积下来的传统医学智慧，曾经伴随着壮族儿女们，百转千回地经过一代代的生息和繁衍，成为壮族人民最珍贵的民族遗产。若要做到正确发掘正宗的"祖宗的壮医"，一定要从古壮文字着手，这就可以避免以讹传讹了。文字就等于是一块敲门砖，一把钥匙。而要解决问题，当然就得依靠文字的工具，依靠对文字结构的一种直觉，二者不可缺一。

古壮文字，在人类尚未创造文字之前，是靠口碑传下来的。但由于时间跨度很大，时代又久远，其内容异常丰富，涉及人类史前文明的方方面面，如人类的起源到氏族、部落、部落联盟的形成，从首脑人物的活动到族群的原始创造，从原始人对宇宙、天体的认识到对自然力和生殖器的信仰与崇拜等，足以代表一个民族漫长的历史了。史学家把这个阶段称为传说时代，或古史时代。

壮族同其他民族一样有着本民族的共同的语言，它所表达的是本民族人的思想和感情，也因此成了壮民族交流的基本工具。"古壮字"是壮族先哲的智慧结晶，可惜历史

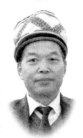

上这种方块壮字，并没有得到应有的发展和合法的传承使用，更谈不上进行统一规范了，因而"古壮字"未能发展成为全民族的统一文字，也未付诸通行实用，它仅仅局限在民间使用。在民间里，大多只是借助汉字记载医药经验。

史料记载，为了壮族地区的政治、经济、文化、医学艺术发展等的需要，早在 2000 年前，一些关心壮族文化的文人、学士和学过汉文的壮族知识分子就曾用汉字记录、创作一些壮族民歌，也记载了壮医药。这些方块壮字的出现，成了壮族固有特征的一个重要标志。它对壮族经济的发展和文化传播、对保存民族文化遗产等起到了举足轻重的作用。

黄汉儒虽有一定古壮字的基础，但还必须掌握和熟练古壮字、新壮文、国际音标、汉文，如此方能破解一些壮医药的单方、秘方、壮医医术等。黄汉儒的工作遇到的难关就是破解古壮字。

据史料记载，早在先秦商周时期，壮族曾经创造了一种刻画文，在壮族地区的钦州、武鸣、平乐等地考古出土的石磬上和陶片上常发现这种符号，换言之也就是壮族最早的文字。公元前 211 年，前秦统一岭南后，实行"书同文"，这种文字符号从此就无法得到发展，导致壮族本民族的语言流失。

黄汉儒壮医带头人

壮族中的一些有识之士在记录壮语词之时，不得不借用近音汉字。遇到壮语词无法找到近音的汉字时，只能借用汉字偏旁部首另造，古壮字大致就是这样形成的。这些词有的被收入汉代字典《尔雅》和《说文解字》。《尔雅》汇集于春秋，到西汉补充而成，其中有"犩"字（读 wei），实际是最早的古壮字之一。《尔雅·释畜》解释为"犩牛"。郭璞注："如牛而大，肉数千斤，出蜀中。"此字记的是水牛，壮侗语称水牛为 vāiz，犩是记录 vāiz 音的。《说文解字》中有"淰"，解释为浊水，上古读音为 niəm，实际这是壮语"水"的古壮字，壮语南部方言至今仍读为 nāemx。这个古壮字使用至今，在民间长诗中经常出现，收在《古壮字字典》406 页。唐初的《六合坚固大宅颂》碑刻有几个古壮字，标志着到了隋唐，古壮字的系统基本完成。宋、元、明、清古壮字在壮族民间广泛大量使用，主要用于记录和创作民间长诗。可悲的是，官方向来不予承认，于是也就无法规范，在壮族的各地区也不甚统一，因此形成了释读困难。"壮文字"难解不易懂也时常困扰着黄汉儒和他的研究团队。

　　流传在民间的壮医药几乎全是手抄的验方、单方、秘方等，大多使用的是古壮字进行记载。倘若没有古壮字做基础，或不懂古壮字的话，是无法读懂那些验方、偏方、

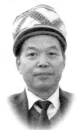

单方含义的，更谈不上对壮医药的科学开发与利用。面对古壮字难解难翻译问题，为了使工作能够顺利开展，黄汉儒教授开始自修古壮字。他一边学习古壮字，一边大量阅读相关这方面的书籍。他白天调查，晚上学习，经常到壮族民间去搜集，一走就是一年半载。工作上的压力有时候也让黄汉儒感到苦闷、压抑，甚至有过想放弃的念头。可黄汉儒一想到在中国中医科学院读研时蒋景峰教授给学生上"少数民族医药发展学史"的那一节课，想到这个少数民族人口最多的壮族竟在民族医学史上是个空白，一种从未有过的耻辱让黄汉儒隐隐作痛。心酸心痛过后，黄汉儒会再次把精力投入到工作中去。尽管眼前遇到了种种困难，但黄汉儒都会义无反顾地勇敢向前。正是他的这种信念和对民族医药的信仰支撑着黄汉儒在壮医药事业上渡过了一个个难关，战胜了无数的困难。

经过对诸多古壮字的分析，黄汉儒发现，古壮字的字源主要分为两个系统。一个系统是借近音汉字表壮语词读音的表音字，另一个系统是借汉字的偏旁部首另造，包括表意字和形声字，另外还有一些刻画文。破解了古壮字，黄汉儒对民间壮医药留下的单方、秘方、偏方等进行总结就轻松了许多。

黄汉儒还逐步掌握了一些古壮字的拼音文字和壮文，

黄汉儒壮医带头人

克服了因"方块壮字"翻译给工作带来的困难。谦虚与勤奋是黄汉儒教授破解"古壮文"的另一个法宝。黄汉儒常说不懂就得学，要虚心向比自己水平高的人学。正是黄汉儒这种勤奋与虚心的学习精神，使他在很短的时间内就掌握了"古壮字"的规律。在长期对民间壮医药的调研中，他对一些难懂的壮医药的手抄本，对不易理解的单方、秘方等也能读懂，能理解其意。

黄汉儒教授从历代古籍、从有关壮医药的记载着手研究壮医药的发展脉络。他认为，文献不应单纯理解为文字记载，正如波兰人类学家马林诺夫斯基在野外工作所强调的："有关人种特点的记叙、说明、典型的话语、民俗项目以及巫术仪式的惯用语句，都应当作为描述土著居民精神状态的文献内容，作为文献整体而记载下来。"据此，壮医药民间的口耳相传亦应属文献范围，口耳代代相传，使壮医药得以传播。

就壮医药而言，精华和糟粕并存的现象比较明显，一些巫医的出现亦是壮医药的特别内容。它除了散见于数以百计的地方志、博物志和中医药文献外，更多的是以口耳相传、师徒授受的方式在民间流传。黄汉儒等一批壮医药专家，要到广袤的壮族民间去调查、收集材料，就如同到浩瀚无边的汉族文献中去"大海捞针"，一点一滴地积累，

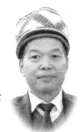

然后分析、综合、研究，这个艰苦的过程，是局外人无法想象的。

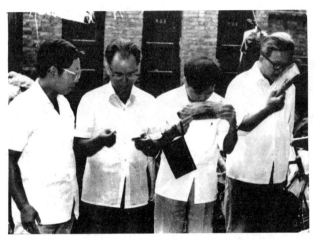

20世纪80年代黄汉儒教授（左二）深入乡镇挖掘壮医药

功夫不负有心人，经过黄汉儒教授等人坚持不懈的努力，民间流传下来的壮医药学理论获得了重生，最终形成了壮医理论的新体系。这些工作成了黄汉儒日后编著《壮族医学史》和《中国壮医学》等书的雄厚基础。

敢为天下先，黄汉儒是敢于吃螃蟹的第一人。他是壮医药学研究、发掘和整理的第一人。在黄汉儒的启示下，一批批壮医学者们陆续到壮族民间去收集材料。这种通过口头语言获取资料的实地调查，数量大，需要花大量精力进行收集、整理、分析、综合，并加以总结。

125

黄汉儒壮医带头人

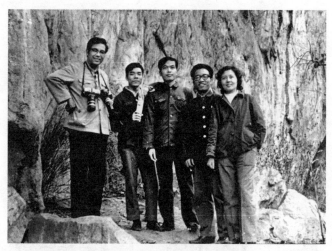

黄汉儒教授到宁明花山岩画考察

　　黄汉儒和他的同仁们，长期不懈地努力收集着，他们所获得的民间医药，几乎全是验方、单方、秘方等手抄本，其中绝大部分是清代到民国时期的手抄本。这些手抄本缺乏理论内容，支离破碎，没有系统，黄汉儒教授对其去芜取菁，进行梳理，并撰写成书。

　　经过黄汉儒等专家们的数年努力，在相关领导的大力支持下，第一部具有科学性的壮族医学书籍《壮族医学史》终于成书。这部著作为民族医学史——壮医学的研究打下了坚实基础，解决了民族医学存在的重大理论问题。壮族作为一个没有本民族规范文字的少数民族，究竟有没有自己的医药，这个问题始终困扰着黄汉儒和他的研究团队。

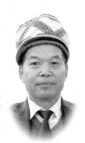

《壮族医学史》的出版则是有力的证明。正如著名中医专家蒋景峰为《壮族医学史》作序时所说的："我认为，如果没有本民族文字，就不会产生医药著作，不会给后代留下系统的医药文献。而没有系统的医药文献，这个民族所创造的医药知识就很难提高到理论的高度，而只会停留在经验医学的阶段。这是因为，理论是建筑在对实践经验的高度概括上，通过抽象思维而总结出来的规律性的内容。这些规律还要回到医疗实践中去再检验，证实其是否正确，不断修正，加以提高，这是事物发展的普遍规律。而这个复杂的发展过程，仅依靠口耳相传、口传心授是难以完成或者说是不可能完成的。由此我曾初步断定，没有本民族文字的医疗经验，一般说是缺少系统的理论体系的。按现代对科学的界定，没有系统理论的经验还不能称之为'学'，正像没有理论的物理知识、零散的物理知识不能成为'物理学'是同一个道理。但是，这个结论绝不能被歪曲为否认一种民族医药的存在。相反，我们在近十多年的研究中，曾经不止一次地一再强调，根据医学发展的普遍规律，地球上自从有了人类就有医疗活动，而一个民族之所以能成为一个独立的民族，必然有自己独特的民族素质，其中就包括自己独具特色的医药知识和经验，诸如独特的民族医药。否则，这个民族就不可能作为一个独立的民族存在了。

这一点是我们坚信不移的信念。这一信念和观点，事实上，黄汉儒等的《壮族医学史》的著成，正好成为上述结论的最有力的注解。我认为，这种种原因之中，没有本民族的规范文字正是其中的重要原因之一。如今，这个问题（即壮医理论）已经由本书的第一作者黄汉儒所长用爱心与智慧揭开了数千年壮医的密码。"

3. 用智慧揭开了壮医千年的密码

有人说，华夏文字里的每一个汉字，都会有一个荡气回肠、感人肺腑的经典故事。还有人说，红土地壮乡的每一棵小草，都是一味"治病救人"的良药。壮药奇异的精髓，触动了当今民族医学界学者的神经，使他们为之皓首穷经，设法去解开其中的奥秘。

走进壮医药殿堂，与"壮医"黄汉儒进行探讨，这位心肠慈悲、医术高超的壮族医师，50年多来，在壮医领域里风雨兼程，坚持己见，终于用他的智慧揭开了壮医千年的密码。

黄汉儒等编著的《壮族医学史》的问世，证实了我国民族医学史研究事业的繁荣和壮大。这是我国第一部用汉文总结而不单是用本民族文字总结的民族医药及其历史的专著，它为研究我国民族医药及其历史提供了榜样，也是不可多得的一部专著。

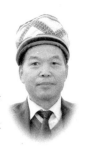

　　任何事物的产生和发展都有一个历史的过程，壮医药也是如此。任何科学研究都不能割断它的历史，壮医药研究也不能例外。为了确证壮医药在历史上的客观存在、发展水平和重大贡献，为了探寻壮医药的发展轨迹和发展规律，黄汉儒以医史文献研究的专业知识，以科技工作者、中医工作者的精湛学识和敏感，在壮医药发掘整理的起步阶段，就把医史研究作为最重要的科研任务来抓，从而破解了诸多难题。黄汉儒带领自治区卫生厅民族医药古籍整理办公室的同志，以及广西中医学院、广西民族医药研究所医史文献研究室的科研人员，通过查阅数以百计的历史资料和广泛深入的实地调查，先后发表了《靖西县壮族民间医药情况考察报告》《关于壮族医学史的初步探讨》《壮医源流初探》《壮药源流初探》《土司制度下的广西民族医药》等多篇医史论文，以大量确凿的文献、文物及实地调查资料，证明了壮医药的悠久历史，以及在针刺治病、使用和制造金属针具、应用毒药和解毒药，在痧、瘴、蛊、毒、风、湿等多种常见病证的防治方面，达到了较高水平。黄汉儒教授最"得意"的著作——《壮族医学史》和《中国壮医学》令世人瞩目，被赞誉为"壮医发展史上的里程碑"，为推动壮医药发展与广泛应用，扫除了学术上的各种障碍。壮医药以一种不可逆转的历史趋势，呈现于世人。

黄汉儒壮医带头人

作为一门医学的理论体系，一门学问或知识，壮医药能不能成为一门独立的学科或分支学科，有没有自己的理论体系是一个相当重要的标志。黄汉儒和他的同仁通过实践，积累经验，从零星的治疗经验和医药知识中逐步摸索出规律性的东西，最后形成了完整的理论体系。在这个漫长的过程中，他们设法寻找共性规律，通过抽象思维、逻辑分析，最终形成了壮医药学说。

以《黄帝内经》这部中医典籍为例，它作为中医理论体系的标志，何尝不是如此！它也是从原始经验积累（旧石器时代）开始，经过夏、商、周等奴隶社会，直到封建社会才得以完成，期间经过了数千年的时间。

《黄帝内经》所述的阴阳五行、经络脏腑理论，至今仍然有效地指导着临床实践。藏医学的隆、赤巴、培根理论体系至今仍在应用。说明这些理论体系的确是从实践中来，又回到实践中去的。如果理论体系与实践脱节，有其名而无其实，那么，这套理论的有效性和完整性就存在缺陷，还有待继续研究和提高。

壮医学的基本理论是黄汉儒和他的团队，这个壮医药"专业户"，经过不懈努力，与时间赛跑，在忘我精神的支撑下完成的。以此书为基石，黄汉儒教授等的另一部书《中国壮医学》随之出版。它成为《壮族医学史》的姊妹

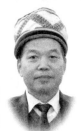

篇，为我国民族医药事业的发展注入了新的细胞。用中国民族医药学会副会长、中国中医研究院研究员、教授、博士研究生导师蒋景峰的话说："已经出版的民族医药专著，书名参差不齐，多数有'学'的头衔，有的则止于'医药'。究竟怎样的医药知识够上了'学'，一般认为，关键是有没有医药理论体系，加上丰富的临床实践经验和文献专著。这从1984年的首届民族医药工作会议的规划中已有所体现。当时提出我国的民族医药学共有4种，即藏医学、蒙医学、维医学和傣医学。应该说，这一概念从理论上说是正确的，因为一门学科或学问，如果没有上升到理论的高度，就很难说是一门完整的学问或学科。这次黄汉儒主编的这部《中国壮医学》，已把壮医药的理论系统化了，这就符合了人们对一门科学的理解，称它为'学'，可以说当之无愧。"

《中国壮医学》的著成，为我们提出了一个相当现实的问题，即尽管壮族过去无本民族的规范化文字，从而并没有古代医药文献的遗存，其理论直到近代医家才有所提及，但这并不妨碍一个民族总结出自己本民族医药的理论体系。只是他需要本民族的现代民族医药工作者付出加倍的努力和花费更多的时间去收集、分析、整理和总结。应该说，这是一个十分艰苦的过程。以黄汉儒主编的《中国壮医学》而论，就我所知，他在1982年读完硕士研究生的课程，获得学位之后，才回到广西老家开始壮医事业的继承和发扬工作。他借助于精通中医药文献、中国文史哲的根底（他是中医文献专业研究生），从浩如烟海的汉文古代文献（包括医药及其他各类相关文献）中去捞取、筛选点滴资料；资料的另一个来源当然是所谓口译文献，即口头的活资料。尽管缺少书面资料，难以使理论成系统而靠口传留存下来，但在老一辈所留传下来的大量实践经验中，或多或少会带有点滴的理论片段和零星知识；此外，出土的其他文物材料也都可能对这一过程起一些辅助作用。从广西壮族自治区的具体情况看，广西壮族自治区人民政府曾先后多次向区内各地下发文件，要求各地政府协助收集壮医文献资料，认真继承，加以发扬。黄汉儒等一批壮医药工作者正是在这些举措的有力的推动下，深入到壮医较发达的地区，深入到基层，到壮乡药市，点滴积累资料，终于集腋成裘，才结出今天这一硕果——《中国壮医学》。在这里，我认为必须十分强调发挥我们的主观能动性，光有大量靠自己力量收集来的医药文物、零散资料、口碑文献这些东西，如果不发挥作者们高度的智慧，把零星资料中具有规律性的东西加以分析、思考、组织、归纳，付出艰苦的劳动，要整理出一套完整的医药体系来拿，简直就

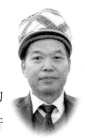

是不可能的。我们更不能消极等待找到一套现成的完整的理论。广西壮族自治区民族医药研究人员这 10 多年的艰苦奋斗，为我们做了很好的榜样，先写出了《壮族医学史》，现在又出版了它的姐妹篇《中国壮医学》，这是值得民族医学界祝贺的大事，值得其他民族学工作者认真学习并加以总结的大事。在这里，我愿意就整理民族医药遗产的资料问题再多说几句。上面一再强调，文字是完整理论体系的出现必须具备的条件之一。但它不是决定性的必备条件，《中国壮医学》的出版已经说明了这一点，只要我们现代人艰苦努力，也有可能把祖先遗留的遗产整理出系统的理论。不仅如此，还要认识到，即便有本民族自己独特的文字，有借此文字记载下来的丰富文献资料，祖先们也不一定把现成的医学理论体系流传给我们。一个明显的例子是至今犹存的象形文字东巴文，这是纳西族的发明与创造，流传已有上千年的历史（据《纳西族简史》，云南人民出版社，1984），但纳西族先民并未留下一个完整的纳西族医学理论。从新近出版的《纳西东巴古籍译注全集》看，其中汇集的 100 大卷东巴经，只有药书一种，而未见有医药俱全的著作，估计没有完整的理论体系，至少至今仍无人加以整理完成。由此看来，对文字的记录作为建立理论体系的论证，是非常必要的，但这个问题也非绝对的。壮族、

黄汉儒壮医带头人

纳西族是两个例子，重要的是后人如何继承和发扬前人的宝贵遗产的问题。在我们这个国家里，少数民族处在汉族的汪洋大海中，有相当多的宝贵资料分散在汉文字文献中，有待有志者去钻研、去挖掘，这也是《中国壮医学》给我们的另一个启示。

在本书中作者不仅较全面地总结了壮医药的理论与实践经验，更可贵的是作者确实开动了脑筋，思考有关民族医药的一些问题。书中从医学发展历史、基础理论、病因病机、诊断方法、临床学等方面的内容，把壮医和其他一些主要民族医药进行了比较，比较了它们的异同，并对这些异同的原因作了分析探讨，我认为其中有几点值得引起民族医药界、特别是从事这方面理论研究的工作者的注意，值得我们认真思考和研究。

为什么不同民族医药体系出现许多共同的现象，如共同的药物、疗法等，甚至理论上的一些概念也是如此。作者认为，这是因为各民族都经历了相同的社会历史阶段，并采用相同的认识论、方法论，采用自然哲学的世界观，以及客观、类比和思辨的方法，即黑箱的方法。这些分析是有一定道理与依据的。只是我们也应当看到各民族还有自己突出的民族医学特点，虽然就医学的起源而论，各民族所碰到的问题基本都一样，但却又有着与其他民族不同

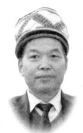

的内容，其中的原因，与各个民族所处的自然环境和各种自然条件不同并由此而造成的思想方法方面的差异不无关系。这是很值得我们深入探讨的问题。在我个人看来，探讨民族医药之间的这些差异的真正原因，对于总结这个民族医药的薄弱环节，弥补不足，会有更积极的意义。

书中还强调了不同民族医药的独立，认为我国的传统文化的起源是多元的。这一观点我认为是正确的。以往，当同一个文化现象在不同民间出现时，人们总喜欢把这种现象归结为受汉文化影响的结果，颇有汉文化中心论的味道。而事实上，作为中华文化大家庭，有时我们也会自觉不自觉地陷入这种汉族文化中心论，提出少数民族的某些与汉族相似的文化现象都是汉族文化影响的观点。例如，藏医古代的灸法，在施灸时只是以次数来计算，并无特殊的计数单位，而有的作者却非要在施灸次数之后加上汉族中医的施灸单位'壮'字，使人颇有强加于人之感。就灸法而言，我们在1983年和1992年就先后提出了汉藏两个民族的灸法分别有不同起源，并强调其多源的民族医学学说。这一点应该说是完全正确的。中华文化的起源并不局限在黄河流域一带，这在历史学界似乎已经不是很新鲜的观点了。同样，中国传统医学多源说，对于一个多民族的国家来说，也应该说是完全符合实际的。

黄汉儒壮医带头人

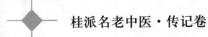

　　我也注意到书中谈到的各民族医药互相渗透、互相影响的观点，认为任何文化都有封闭性与开放性的双重性格。我认为强调这一点既说出了中华传统文化的实际情况，也有利于我国作为一个多民族国家的民族团结。任何国家、任何民族，不管它具有什么样的民族特点和性格，也不论在任何时代，只要是生活在同一个地球上，就必然会有民族间的文化交流；也不管各民族间的文化差距有多大，交流总是会发生与进行的。一个民族文化再先进再发达，在某些方面也会有一定的限制，也会有本民族不足的一面、局限的一面，而这些不足与局限可能正是其他民族的长处，如果拒绝吸收其他民族的这些长处，那么这个民族就没有发展前途，甚至可能最后被消灭，这在历史上是不少见的。一个民族文化的封闭性是相对的，开放性才是绝对的。中华民族及其文化在漫长的过程中最终形成，其间经历了各族文化无数的互相渗透、碰撞、融合，才最后形成一个多民族共同创造的文化，也正说明这个问题。《黄帝内经》中的某些词句，表明我国传统医学是各族人民的共同创造，而不是某一个单一的民族文化的结果，这个多元一体的格局，是在漫长的历史过程中，由各族文化互相交流自然形成的，是中华民族各族跨文化传统的结果。

　　以上这些医学文化问题，不是壮族医学独有的问题，

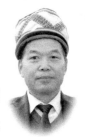

而是我国各民族医学发展史上共有的问题。本书对这些问题进行了探讨，足见作者不仅仅是站在壮医药学的立场上来整理壮医学，而是站在更高的层次来整理一个特殊的民族医药知识。壮医学真正成为一门科学的历史也许不长，甚至也许是近代的事，但历史的长短并不是决定一个民族医药能否成为一门科学的唯一因素。有悠久历史的民族医药，不一定已经有较多的理论内容，只是缺少整理、提炼和升华而已。《中国壮医学》给我们做出了很好的学习榜样。愈是古老的东西，就愈是质朴，不一定有理论内容，这些丰富的医药知识正有待各族人民的后代子孙花大力气去继承、挖掘和整理、提高，概括出有规律性的理论来。我深信，只要大家共同朝着这个方向努力，一个更加繁荣的民族医药的时代很快就会到来。"

黄汉儒为什么能成为壮医第一人，很大程度上与他执着的"坚持"和从小养成的吃苦耐劳秉性有很大关系。当黄汉儒选择了这条行医道路之后，注定要放弃很多"凡俗"的东西，他的孜孜不倦、勤勤恳恳、任劳任怨的精神值得我们学习。当今社会人们普遍存在浮躁、急于求成的思想，黄汉儒的所作所为值得反思。

黄汉儒在总结50多年经验时说："文献研究离不开临床经验，多年行医经历为我打下了坚实的基础。"在大学毕业

黄汉儒壮医带头人

后的早些年里，黄汉儒常常是白天看病，晚上看书，潜心研读中医经典，阅览历代医籍，研究发掘壮医，学习现代医学。他常常的深夜才睡，鸡鸣即起。黄汉儒的学术思想和技术经验独到，中医理论造诣深厚，壮医理论知识渊博，从事中医临床，研究、发掘壮医药学花费了他毕生精力。黄汉儒教授医学经验丰富，技术精湛，在群众中享有很高声誉；他积极培养学术继承人，无私传授学术经验；他热爱传统医学，具有强烈的责任感和使命感。他荣膺"壮医泰斗"，确属实至名归，水到渠成。

黄汉儒撰写的《壮族医学史》和《中国壮医学》的出版，填补了壮医学无本民族医学史专著的空白，结束了壮医学没有自己系统的医药专著的历史。它们将在民族医药学发展史上，绽放出耀眼的光芒，它也使壮医的"世界语"问题在新时代注入了新的活力。

壮医（壮文是 canyw Bouxcuengh），本义是壮族掌医，兼有掌药的含义。壮医是医与药紧密结合的载体，古代壮医壮药同出一手，后世才逐渐有了分工。作为壮医的第一位教授，黄汉儒认为，"壮医是遵循自身的文化脉络与规律，保持其特色的医药学"。它的发展与稻作文明有着十分密切的联系，可以与古代四大发明相媲美。

黄汉儒作为壮族医技医术的传承与发掘者之一，经过

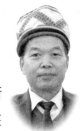

他和许多民间高人数十载的临床实践，以及经验总结，新的壮医理论体系逐步建立，其可称为"自成一家"的壮医理论。

4. 壮药的特色

千百年来，壮药拥有自己鲜明的特色，它强族健民，在广大百姓中广泛应用。

鲜为人知的是陈家白药的"胞衣之地"在苍梧（今广西梧州地区一带），甘家白药"胞衣之地"在龚州（今平南一带），因陈姓和甘姓家族常用，故冠以"陈家"和"甘家"之号。

陈家白药"味苦，寒，无毒。主解诸药毒。水研服之，入腹与毒相攻必吐，疑毒未止，更服。亦去心胸烦热，天行温瘴。出苍梧。陈家解药用之，故有陈家之号。蔓及根并似土瓜，紧小者良，冬春采取，一名吉利菜。人亦食之，与婆罗门白药及赤药功用相似。叶如钱，根如防己，出明山"。

甘家白药"味苦，大寒，小有毒。主解诸药毒，与陈家白药功用相似。人吐毒物，疑不稳，水研服之。即当吐之，未尽又服。此二物性冷，与霍乱下痢相反。出龚州以南。甘家亦因人为号。叶似车前，生阴处，根形如半夏。岭南多毒物，亦多解物，岂天资乎"？（宋代唐慎微《证类

本草》)

　　苍梧县，隋置，在今广西梧州市；龚州，唐置，在今广西平南县。陈家白药和甘家白药均性味甘寒，但前者无毒，后者有小毒，两者均有解毒特效，服之能使毒物吐出而愈，两药为当时著名的解毒药。《本草拾遗》在介绍金蛇和伏鸡子根时指出，这两种药的解毒之功与陈家白药相同。可见，陈家白药用于百姓生活，成了著名的壮医解毒药。《岭表录异》云："陈家白药善解毒，诸经皆不及之，救人甚多……文府每岁土贡，按此药当时充贡，今无复有或有之，古今名谓不同耳。"说明唐代以后，陈家白药已发生了新的变化。

　　《本草纲目》将陈家白药和甘家白药附于白药子条后。白药子属防己科植物，叶近似圆形，根呈椭圆形。《本草拾遗》载，陈家白药叶如钱，根如防己；甘家白药叶似车前，根似半夏。到了宋代，马志的《开宝本草》亦说，白药子具有"解野葛、生金、巴豆药毒"的功效。因此，陈家白药和甘家白药在形态和功效方面都与白药子有相似之处，有可能就是白药子，只是产地不同罢了。

　　据说，"民国"时期，白崇禧的一个姓陈军医曾经制造过陈家白药，是用毛冬青煎煮浓缩提炼成白色结晶物。目前广西仍有人掌握陈家白药的制造方法。陈家白药不仅能

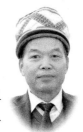

解毒，现在已制成毛冬青注射液，用于治疗冠心病、脑血管意外所致的偏瘫、中心性视网膜炎、葡萄膜炎等疗效十分明显。可见，陈家白药是具有广阔发展前景的壮药，名不虚传。

又如"三七"（又叫田七），是世人皆知的著名中药。它最突出的功效是"活血化瘀"，且应用广泛。但这只是其中的一种说法，它真正的面目恐怕鲜有人知。笔者采访黄汉儒教授时，他的一席话让我对田七的特殊身份恍然大悟。黄汉儒教授说："田七本名三七，自古以来是一味著名的壮药。原产地主要在人口密集的广西百色和云南文山壮族、苗族自治州。明代以前，中原一带的医家尚不知三七为何物，但壮族地区人民已经用它治病了，并积累了丰富的经验"。有资料记载：三七由于主产于广西壮族聚居的田阳、田东、那坡、德保、靖西一带，且昔日商贾、药商的交易多集中于田州一带，故又名"田七"。明代李时珍的《本草纲目》称：田七"生广西南丹诸州番峒深山中""此药近时始出，南人军中用为金疮要药，云有奇功。"又云："凡杖仆损伤，瘀血淋漓者，随即嚼烂，罨之即止，青肿者，即消散。若受杖时，先用一二钱，则血不冲心，杖后尤宜服之，产后服亦良。大抵此药，气温，味甘微苦，乃阳明、厥阴血分之药，故能治一切血病。"这说明，古代医家用田七治

141

疗跌打损伤、瘀血阻滞之证。由于田七具有防病治病的特殊功效，成为当时药商们的抢手药材之一。

中医药学也高度赞美田七，给他起了很多美名，如金不换、三七参、血参、山漆、佛手山漆、田漆、田三七等。田七属多年生草本植物，生长在潮湿地带。田七味甘，微苦，性温。归肺、心、肝、大肠经，入血分，可散可收。田七既能止血，又能活血散瘀，为止血良药，可用于治疗各种出血证。用于跌打瘀肿疼痛、瘀血内阻所致的胸腹及关节疼痛，能够活血化瘀，消肿止痛。田七有较好的降低胆固醇和甘油三酯作用。它作用极广，凡出血不止，而见咯血、吐血、衄血、二便下血者，可与花蕊石、血余炭等止血药配伍；凡跌仆损伤、青紫肿胀、疼痛不止者，可与赤芍、红花、枳壳等活血行气化瘀药配伍；田七兼能补虚，对人体有强壮作用，可同肉类炖服；田七还有抗癌作用，与蚤休、土茯苓等合用，可增强抗癌疗效。

有人说，广西壮族地区是原生态的草药"王国"，是原始医药的发祥地，这不是空有虚名的。

这些年来，笔者走访了壮族地区多位民间的壮医高人。如中西医结合专家、百年乐创始人禤瑞生教授等，对"壮传脱毒茶"进行跟踪，经过多次改良，已有40多名吸毒患者，服用"壮传脱毒茶"后摆脱了毒瘾。

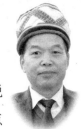

　　"壮传脱毒"是壮族民间流传下来的纯壮草药组成的脱毒药方，主要用于阿片类药物依赖者的脱毒康复，常与点穴一起使用。专家们经过数年的临床实践，不断总结经验，使"壮传脱毒"疗法得到了很大提升。

　　"壮传脱毒"与点穴结合的治疗过程，主要是解毒排毒，降低毒品对人体的侵害，加速毒素排出；养心安神镇痛，使患者安静和深睡，从而减轻患者的戒断症状。患者通过深睡，调节内分泌，恢复内啡肽的正常分泌，从而摆脱对吗啡的依赖，恢复健康状态。在近似生理深睡时，也不影响饮食和服药。脱毒过程中，医务人员任何时候都可以唤醒患者，对心率、血压和呼吸无明显影响。服用"壮传脱毒茶"的患者，没有发生任何危险情况。

　　实践证明，"壮传脱毒茶"，成人按日剂量口服，毒性较小，无异常急性毒性反应，目前口服是安全的。

　　神奇的"壮传脱毒茶"在戒毒、脱毒方面取得了较好的疗效，患者依从性好。有理由坚信，未来壮中医药事业的腾飞指日可待。

黄汉儒壮医带头人

七、传承壮医药创新篇

1. 贡禹弹冠的"君臣"

新中国成立前，壮族是一个连族称都不许有的民族，当然也不会有现代壮医药学的概念。中华人民共和国的建立，给这个民族带来了尊严，带来了自治。特别是改革开放以来，构建本民族医药学的愿望得以实现，华夏医药领域中没有壮医药的历史一去不复返了。

三十多个春秋，壮医药学经历了复苏、启动、发掘、整理、创新这样一个阶段。

回想当年，黄汉儒毅然放弃大都市优厚的工作、生活条件，义无反顾地回到广西家乡，他的这一举措，在那个年代为人们所不解。这就是黄汉儒既平凡又不俗的品性。

黄汉儒秉承传统，身体力行，成为壮医药发掘的先导者，终于把数千年的壮医药理论系统化，结束了壮医药学数千年来只能游历在民间的局面，换回了壮医药在华夏医药学领域的"自尊"，从此，壮医药在华夏民族医药"圣坛"上占有了一席之位。

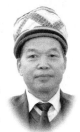

　　有人说，华夏的文明史自大禹治水开始，现代壮医药学的科学提升由黄汉儒开始。黄汉儒事业的成功，得力于自身极高的修养。黄汉儒之所以能率领他的团队进行壮医古籍的发掘，激励同仁们共图事业的成功，在于他能使人信任而且善于引导他人，这就足以成为我们的老师了。

　　挖掘壮医药古籍工作之所以能够顺利开展，离不开"天时地利人和"，特别是离不开那些懂得"尊重知识，尊重人才"的贡禹弹冠的政治家、决策者和医药学界的老前辈，以及各级领导的大力支持。

　　黄汉儒教授说，给他印象最深的莫过于甘苦老领导了。筹建研究所时面临资金短缺，经费困难，医院处境艰难。甘苦为了表示对黄汉儒工作的支持，百忙之中抽出时间，专程前往看望，为黄汉儒排忧解难。恰如甘苦所说："我在位期间，一定要拿出几百万元建设研究所，发掘整理壮医壮药。"他指定专款投资，限期建成。甘苦这位壮族的好儿子，无论工作多忙，心里总是牵挂着壮医药事业的发展，惦记着发掘整理壮医药。他多次接见广西民族医药研究所所长黄汉儒，并把自己下乡时从壮族地区民间收集到的一个验方秘方交给研究所进行临床验证，多次到广西民族医药研究所视察指导工作，就连研究所的年终总结会甘苦也会赶来参加。已故的甘苦先生，堪称壮医药崛起的"智慧"

引领者。

2. 遂师徒的情缘

汉朝的开国功臣张良得益于师傅黄石公老人桥头送《太公兵法》。张良日夜研习兵书，俯仰天下大事，终于成为一个深明韬略、文武兼备、足智多谋的"智囊"。张良以出色的智谋，协助汉高祖刘邦在楚汉之争中最终夺得天下。待大功告成之后，张良及时功成身退，避免了韩信、彭越等鸟尽弓藏的下场。张良去世后，谥号文成侯。此后，世人也尊称他为"谋圣"。

黄汉儒没有张良那般伟大的智慧，但他有一颗热爱民族医药之心，有他在壮医学界上的远见卓识与坚持己见的睿智。他对壮医研究所流露出的那份真笃与执著，亦庄亦谐，完全发乎内心，又得到韦来庠和班秀文两位名师的点拨，终于成就了他的壮医药学伟业。

师徒故事还得从黄汉儒上广西中医学院读本科之时聊起。韦来庠是黄汉儒读本科的老师。他是一位德高望重、学贯中西、造诣颇深的中医内科专家、中医教育家，当时是广西中医学院副院长。韦来庠是广西容县松山乡松山村人，1941年任广西壮族自治区南宁医药研究所所长。他一边行医，一边从事医药研究工作。1945年任广西省立南宁中医职业学校校长，兼该校附设医院院长。韦来庠除了重

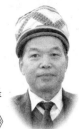

视总结自己的临床经验，还注意收集当代名医验方，选择疗效较好的医案编印成册，供学生参考。撰有《温病学》和《伤寒病的研究》等书。1968年在南宁逝世。

哲人虽已去，遗爱有余思。黄汉儒教授说："今年敬爱的韦来庠老师去世已经四十多年了，回忆韦老师多年来对我的关怀和栽培，心中有一种说不出的激动。"黄汉儒教授回忆说："记得一次交谈，韦老师很客气，让我在他对面坐下。当时韦老师虽然六十多岁，但童颜鹤发，慈眉善目，使我减少了一些畏惧感。韦老师从我的家庭一直问到我的学习。我一边小心翼翼地回答，一边思索着怎样提一些问题。韦老师问完，我向韦老师请教了有关《黄帝内经》的一些问题，韦老师很高兴地一一做了回答。我感觉韦老师的记忆力好得惊人，很多中医经典原文都能倒背如流，真是从心底里敬佩不已。最后韦老师语重心长地勉励我，一定要珍惜来之不易的学习机会，刻苦刻苦再刻苦，勇攀中医学的高峰。然后他在我的笔记本上题写道"从辨证到辨病，从辨病到辨证，不断学习，不断提高。书此与黄汉儒同学共勉。"这句话一直伴随黄汉儒走过50年的春秋，成了黄汉儒教授成功路上的座右铭。

韦来庠老师对学生从来都是以诚相待，有问必答，循循善诱，诲人不倦，不仅传授知识，而且传授治学方法和

黄汉儒壮医带头人

做人道理。韦老师为中医事业辛勤耕耘数十年，桃李满园尽芬芳，学生遍及全国各地。学生中有的已成为颇有名气的教授、主任医师，一大批已成为医疗、科研、教学骨干。岁月流逝，逝者萦绕在黄汉儒教授心头，遗爱在心永难忘。

　　四年的大学时光，让黄汉儒感动的另一位老师就是班秀文。天意怜幽草，人间重晚情。那是怎样的一份情缘？也许冥冥中也是天意！

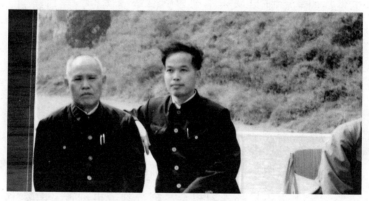

黄汉儒（左一）与国医大师班秀文教授

　　班秀文，1940年毕业于广西省立医药研究所（本科），从医60余年，治学严谨，医德高尚，学验俱丰，擅长治疗内、妇、儿科疑难杂病，对中医经典著作和历代名家学术思想颇有研究。用药常从脾胃入手，主张辨证审慎，用药精专。对中医妇科造诣尤深，崇尚肝肾之说，喜用花类之品。

班秀文培养的陈慧侬、李莉等学生均已成为中医界的骨干力量。李莉是第一批拜师的学术继承人之一，现在已是中国首届百名杰出女中医师、中国首届中医药传承高徒奖获得者、广西名中医。她积数十年的理论和临床实践，擅长治疗妇、内、儿科疑难杂病，对中医经典著作和历代名家学术思想颇有研究，对中医妇科造诣尤深。著有《班秀文妇科医论医案选》《妇科奇难病论治》《班秀文临床经验辑要》等；主编《中医药基础理论》《妇科讲义》《中医妇科发展史》等教材；在国内外刊物上发表有影响的学术论文70余篇，其中《六经辨证在妇科的应用》受到国际中医学者的重视，被日本东洋出版社摘要出版。这些论著内容广泛，博中有专，集中反映了班氏妇科学术理论和经验，得到中国行家的赞誉。

黄汉儒从中国中医研究院学成回广西工作后，在班秀文老师的大力支持与协助下，师徒成了发掘壮医的先行者。

在壮族地区行医期间，班秀文就对民间壮医药进行广泛收集和整理，并用于临床实践，取得了良好的疗效。1984年6月，班秀文兼任广西中医学院壮医研究室主任，直接指导壮医门诊部的筹建和诊疗工作。1985年9月，他招收了第一批攻读壮族医药史的硕士研究生，为创新壮医药研究成果和引入研究生、本科生教育奠定了基础。经过一代又一代壮医药工作者的长期不懈努力，目前壮医药在理论研究、诊疗方法、壮药开发，以及应用推广方面都取得了丰硕的成果。

班秀文老师昔日所讲的每一节课，已是古稀之年的黄汉儒教授至今仍历历在目。黄汉儒回忆说，每次听班秀文老师的课，都会让他回味一阵子。班老师给学生的印象是平易近人，对学生态度十分和蔼可亲，但学业上又要求很严苛。他从事临床妇科研究，上课生动，易懂而深刻。最让黄汉儒叹服的是班老师对益母草的使用，用于治疗妇女月经不调、子宫虚寒、子宫发炎、附件炎等得心应手，每获佳效。有人说，情缘未了那是前世欠的情。黄汉儒似乎欠着班老师的情，20年之后，黄汉儒又回到了久违的故土壮乡，走进了他朝思暮想的母校——广西中医学院，跟班老一起在广西中医学院壮医研究室工作，共同为壮医药呕心沥血。谁能说这不是一种缘分？黄汉儒不但和班秀文老师有师生缘，也成了同事、朋友。

1984年，黄汉儒从北京学成回到母校广西中医学院后，约昔日同届毕业的黄瑾明同学见面。1965毕业的广西中医学院的学生当中，黄瑾明教授也是非常优秀的人才。黄瑾明教授1937年生，广西贵港市人，地地道道的壮族人。

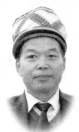

1965年毕业于广西中医学院医疗专业，曾任广西中医学院教务处处长，现为广西中医药大学教授，硕士研究生导师，兼任中华中医药学会理事、中国民族医药学会理事、广西中医药学会和广西民族医药协会副会长等职。享受国务院特殊津贴，为全国第二批老中医药专家学术经验继承工作指导老师。黄瑾明教授从医从教三十多年，具有丰富的教学和临床经验。特别是他从1982年主攻壮医药的发掘研究和推广应用以来，参与了广西中医学院壮医门诊部的创建，并在区内外大力推广应用壮医药线点灸疗法，硕果卓著，为我国壮医药事业做出了积极的贡献。1990年曾经多次应邀赴澳大利亚、美国等地讲学及开展医疗服务工作，深受欢迎。

黄瑾明教授等主持完成了一系列科研项目，其中《壮医药线点灸疗法的发掘整理和疗效验证研究》成果，荣获广西医药卫生科技进步一等奖和国家中医药科技进步二等奖;《壮医药线点灸疗法的研究和教学实践研究》成果，获广西优秀教学成果二等奖;《伤寒六书》点校，荣获广西高等院校优秀成果三等奖。他还出版了《壮医药线点灸疗法》《壮医药线点灸临床治验录》等十多部著作；发表了《壮医药线点灸治疗流行性出血性结膜炎125例疗效分析》《壮医药线点灸治疗脾虚证的临床研究》等论文30多

黄汉儒壮医带头人

篇。另外，还把《壮医药线点灸疗法》制作成电视录像片。1995～1997年，主持完成由国家自然科学基金和广西自然科学基金资助的《壮医药线点灸治疗脾虚证的作用规律及疗效原理研究》，首次运用实验研究与临床研究相结合的方法，深入探讨壮医疗法的客观规律及疗效机理，取得了预期效果。此项研究1999年4月通过了由广西壮族自治区科技厅组织的科技成果鉴定，得到同行和专家的认可。

那天，黄汉儒准时在学校跟黄瑾明见面，昔日的同窗今日的同门，甭说有多高兴了！随后他们一起去拜见了班秀文老师。

一见到多年不见的班秀文老师，黄汉儒激动地说："班老师，学生回来了，向您报到来了！"班秀文看着谈吐稳健、礼貌得体的黄汉儒，很欣慰地说："好啊，不走了吧？"看着师生见面激动的样子，站在一旁的黄瑾明打气说："班老师，汉儒是'费尽了心机'才能回到广西的。为壮医崛起，终究不是一件容易的事，不干出点成绩，汉儒就辜负了他的导师了，也对不起您对他的栽培啊。您就带着我们往前走吧！"

其实班秀文老师对黄汉儒也是有所了解的，也为黄汉儒这个学生那份对壮医的爱乃至"痴"所震撼与感动。班秀文老师心中释然，为自己有这样的学生而自豪。

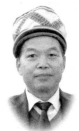

　　班秀文老师看着眼前的两个学生深情地说:"好好干,我百分之百支持你们!"又说:"我们都是壮族的后裔,壮医之事我们不费心,谁来费心!"师生三人都是围绕壮族医药学的话题聊,印证了成语所说的同声相应、同气相求。对壮医的未雨绸缪,在师徒们心中开始发酵。他们聊得十分和谐与开心,一个初步计划在班秀文的斗室里酝酿、讨论着。

　　黄汉儒回到南宁仅几天时间,中国中医科学院就连续给广西中医学院发来两封电报,电报内容有些"咄咄逼人":"如果黄汉儒在广西没有对口专业单位安排,立刻让他返回北京报到。"接收电报的是时任广西中医学院的组织部部长,他感到措手不及而又非常震惊,真没想到北京方面对黄汉儒如此重视。由于事关重大,他立即把这件事向学院领导进行了汇报。时任广西中医学院院长的王野舟同样觉得意外,他进行了冷静的思考,目前广西中医学院师资缺乏,像黄汉儒这样既有临床经验又有深厚理论水平、知识如此渊博的教师不多,这样的人才一定要想办法留住。于是王野舟院长马上叫来黄汉儒,跟他进行了一次推心置腹的谈话。

　　王野舟了解了事情的缘由之后,很欣赏黄汉儒的人品。黄汉儒坦诚地对王院长说:"王院长,我是真心想回来为家乡干一点事情,如果要留在北京,我何苦把沉重的十七箱

153

书和行李扛回两千公里的广西呢。"

王野舟院长听了黄汉儒真诚的话语后，这才把心放了下来。他为眼前这位看似厚道性格又有些内向的学者而感动，沉吟片刻后他对黄汉儒说："你有什么要求，尽管提出来，学校会尽量满足你的。"

黄汉儒不加思索地说，要对壮医药进行发掘与研究，不能没有基地和必需的"软硬件"，别的可以不要，只希望能成立医史文献研究和壮医药研究机构。

王野舟院长听后很爽快地一口答应了下来。

王野舟院长果然是个"君子"，言必信，行必果。事隔不久，1983年初便成立了广西中医学院医史文献研究室，拨给黄汉儒2000元经费。翌年6月，广西中医学院壮医药研究室成立，林沛鹏和班秀文教授兼这两个研究室的主任，黄汉儒和黄瑾明分别任副主任，黄汉儒兼任课题组组长。这时壮医药研究室开始招收硕士研究生。

这是黄汉儒迈出的他计划的第一步，也标志着壮医药研究正在步入正规化、系统化和规范化的轨道。在班秀文老师的带领下，黄汉儒与黄瑾明开始在新的研究领域彰显各自的智慧，自由地翱翔。

班秀文老师常对他们说："壮医是一块民族宝藏，我不想在老医师过世后，后人就不知道壮民族这些辉煌的医学

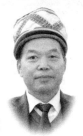

史了。"早年班秀文在百色地区工作时，他的足迹就遍及了壮乡红土地的所有村庄、寨楼，收集到1000多条民间验方，正是有过这样的经历，他才有如此的感受。班秀文身体力行，为日后的壮医挖掘研究做了充分准备，打下了坚实的基础。

当时，医史文献研究室的主要任务研究整理中医古籍，整理名老中医治疗经验，开展中医药文献咨询，承接卫生部下达的中医古籍整理研究课题。其中，壮医研究被列为1983年区卫生厅重点科研课题，拨款3万元。有了研究机构，有了科研经费，黄汉儒便开始潜下心来研究壮医药。在班秀文老师的支持和指导下，1983～1984年，黄汉儒和他的课题组全力以赴地投入到文献搜集整理和实地采访考察的研究工作当中，陆续发表了《关于壮医学史的初步探讨》《岭南地理环境与壮医学》等多篇论文。这些研究成果引起了学界的高度关注，使人们逐步认识了壮医药客观存在的事实。

黄汉儒的同门黄瑾明突然觉得，壮医研究室光搞文献研究还不够，必须要有临床实践基地，否则就如同人缺了一条腿，走不快，跑不远。

黄瑾明对班秀文说："我们的壮医研究室可以说正在走向正轨，也出了成果。但我总感到还不够充分、不够扎实，似乎缺少点什么。"

黄汉儒壮医带头人

班秀文说："那你的意思呢？"

黄瑾明说："我们没有一个检验和实践科研成果的基地，都是从理论到理论，谁相信你的成果呢？"

班秀文深有同感地说："你这个意见非常好，你的意思是说我们应该有一个壮医门诊吧？"

黄瑾明说："能成立一个门诊部最好不过了，可是这么大的事情，要报批，要找钱啊。行得通吗？"

班秀文沉思了片刻说："事在人为，试试看吧。这样吧，我向区有关部门反映一下，看能否在民族经费这一块给我们一点支持。你跟汉儒先物色一个合适做门诊部的地方，然后将这个计划向院领导汇报一下。"

于是，师生们马不停蹄地忙了起来，分头行动，一个找钱，一个找地方。

次日早上，黄瑾明和黄汉儒在广西中医学院门口的"知青米粉店"吃早餐，黄瑾明把班秀文老师的意见向黄汉儒说了，黄汉儒也非常赞成建门诊部。

黄瑾明说："学院没有空房子了，到哪儿去找个地方开门诊部呢？"

黄汉儒若有所思地说："门诊部为什么要设在学院里面呢？如果是对外开放，就在外面找个地方。"

黄汉儒环视四周，思索着。没过一会儿，黄汉儒拍拍

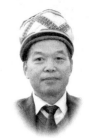

黄瑾明很神秘地说："我发现一个地方非常合适做门诊部。"

黄瑾明马上问："真的吗？在哪儿啊？"

黄汉儒故意卖个关子说："远在天边，近在眼前"。他向上指了指天花板，又向下指指地下。这下子黄瑾明明白了，"是米粉店？"黄汉儒点点头，两人会心一笑，便疾步地离开了。

这家米粉店老板租的是广西中医学院的房子，就在学院门口右侧，面积不大，只有两间砖瓦结构的平房，但靠近学院，是理想的开门诊的地方。

黄汉儒说："可以通过学院将房子收回来，我们转租，门诊部的地方不就解决了吗？"

时间走到1985年，经广西壮族自治区卫生厅批准，广西中医学院壮医门诊部建成了。这是班秀文师徒在全国首创的壮医医疗机构，结束了几千年来壮族没有本民族公立门诊的历史，班秀文老师亲自到壮医门诊部坐堂看病，同时也聘来了有专长的壮医师前来坐诊。

医史文献研究室和壮医研究室成立后，对壮医的挖掘、整理、收集、推介做了大量的工作，有力地推动了壮医的发展。医史文献研究室招收了第一批硕士研究生，如钟以林和容小翔这两名壮医方向的研究生都是班秀文老师亲自指导的。

从表面看，黄汉儒是个很"安分"之人，可骨子里却"从未安分过"。他并没有满足目前的壮医药发展现状。在黄汉儒看来，眼前虽然做出一些成绩，但不过是万里长征走出的第一步。他那不安分的细胞又开始活跃起来，他又琢磨着如何实施他的下一步计划。

黄汉儒想，一定要让壮医药跟其他民族医药一样，有一个大的跨越式发展，合理合法地在中国民族医药版图上占有一席之地，否则就辜负了中医学院老师，特别是两个悉心指导他的研究生导师的希望了。眼下虽然成立了两个研究室，出了一点研究成果，有了壮医自己的门诊部，但是黄汉儒总感到规模不够大，谈不上独立自主。这样的格局不利于壮医药更好、更快地发展。要加快壮医药研究的步伐，如果没有一个跨越式的发展，是很难适应形势发展和需要的，更谈不上跟其他兄弟民族医药并肩前进了，而所有这些都必须有一个规模更大、自主权也更大的研究机构才能实现。藏医、蒙医这些走在前面的少数民族医药，都有自己独立的研究机构，广西也应该有这样的壮医研究机构，并且要有独立的壮医院。

这些事总是萦绕在黄汉儒的心头无法排解，说不出是喜是悲。怎么也不是滋味！于是黄汉儒将自己心中的苦恼与设想一口气地说给了黄瑾明。

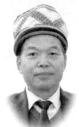

善解人意的黄瑾明，非常了解自己的这位同门师兄弟，也很理解他的苦衷。当初黄汉儒放弃在北京优越的工作和生活条件，毅然决然地回到广西开创局面，若不是胸怀大志之人，是很难有所作为的。如今他不满足壮医研究这个格局，是完全可以理解的。但是如果按他的计划和设想，这个独立的研究机构势必要从广西中医学院分离出来。独立以后会有非常大的风险，搞成功了最好，万一搞砸了，就没有回头路了。他把自己的担忧和看法与黄汉儒进行了一次长谈，请他再慎重考虑。

黄汉儒说："这些我前前后后都考虑过了，成功与风险是相伴的，不冒风险干点事，一辈子就这样平平庸庸过去了。这样的话，当初我就没有必要回广西了。"

黄瑾明见他这样坚决，也无话可说，建议他征求一下班秀文老师的意见。

黄汉儒登门拜访班秀文老师，将自己的想法和盘托出。没有想到班秀文老师对他说："我支持你这个计划！壮医要想加快发展，就需要像你这样有胆识的人干实事。前怕虎后怕狼，什么事也干不成！"

有了班老师的支持，黄汉儒信心大增。经过再三考虑，黄汉儒郑重地向广西壮族自治区人民政府、区民委、区卫生厅递交了一份报告，建议成立独立的民族医药研究所——广西民族医药研究所。

这是一个两难的选择，也是一个智慧的选择，非有十足的底气不可。

黄汉儒是懂得知恩感恩之人，广西中医学院对壮医的鼎力支持是有目共睹的，没有学院与上级卫生部门从人力、物力、财力和政策上的扶持，壮医研究是不可能走到今天的，更不会有今天的发展成果。当听说黄汉儒要向区政府和有关部门打报告，建议成立独立的广西壮医药研究所时，许多人感到不可理解。因为成立一个省级研究所并不是一件容易的事，况且广西中医学院有现成的壮医研究室，又何必多此一举呢？更是有人在成立广西中医学院壮医研究室时，根本就不相信有"壮医"存在，认为那是黄汉儒和黄瑾明两个人生编硬造出的一个名词。而当壮医药研究真正搞起来的时候，那些人就觉得"分薄"了中医的研究经费；现在又要"独立"出来，于是他们便大做文章。

事情传到学院，学院组织部部长邱凤鸣把黄汉儒请到办公室："听说你建议成立独立的广西民族医药研究所，有这回事吗？"

"是的，邱部长，确实有这回事。"

"黄副处长，中医学院没有亏待你吧？"

"中医学院对我恩重如山，培养我大学毕业，送我读了

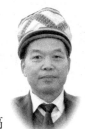

研究生，回来后大力支持我的工作。这些我都铭记在心。"

"真成立了民族医药研究所，你就要离开中医学院，搞得好当然好，万一搞不好，可就没有回头路了！请你一定再三考虑。"

"邱部长，这是我经过深思熟虑后才做的决定，如果真是那样，大不了我背水一战。"

邱部长深情地对黄汉儒说："继续在中医学院干下去，你会有前途的。"

黄汉儒听懂了邱部长的弦外之音，因为当时的黄汉儒已经任广西中医学院科研生产处副处长兼党支部书记，以他的工作能力，进一步发展是没有问题的。

可黄汉儒不加思索地说："如果能将民族医药研究所建立起来，我个人的晋升、级别这些问题都不用考虑。"

邱部长被黄汉儒这番遒健朴茂，又发自肺腑的话震住了。

邱部长欣慰地拍拍黄汉儒说："好好干！"

隔了不久，黄汉儒关于建立广西民族医药研究所的建议得到了时任自治区党政主要领导，以及区卫生厅、区民委的支持。区党委做出批示，调黄汉儒到自治区卫生厅负责广西民族医药研究所筹备工作。

黄汉儒站在了他人生的另一个高点，开始走他新长征的第二步。他明知前面道路崎岖，但不入虎穴，焉得虎子？他以后的工作会遇到很多难以预料的问题，这会给他带来什么后果，他早已置之度外了。

黄汉儒又一次登门拜访班老师，班秀文紧紧握住他的手深情地说："为壮医闯出一条路来，需要我这个老师的时候，你尽管言语。"

听到班老师的肺腑之言，黄汉儒更加对自己的事业充满信心。他想，无论眼前还是将来会发生什么事情，班老师永远都是壮医事业的支持者和他的坚强后盾。一股莫名的力量从黄汉儒的内心深处向上升腾。他一心扑进了壮医药研究所的筹备工作，广西壮医药研究所建设项目被自治区人民政府列为庆祝自治区成立 30 周年的重点建设项目。

1986 年下半年，根据国家民委关于整理少数民族古籍的指示精神，在覃应机、甘苦、班秀文等老一辈壮族干部和医学专家的倡议下，广西壮族自治区卫生厅成立了少数民族医药古籍普查领导小组，卫生厅厅长蓝芳馨任组长，下设办公室，挂靠在广西民族医药研究所，各地、市、县卫生局也成立了相应的领导小组和办公室。从 1996 年年底开始，全区共组成 200 多人的专业调查队伍，分 3 批，历时 6 年，对全区少数民族人口在 1 万人以上的 70 多个县、市进行了民族医药普查工作。这是壮族有史以来，新中国成立后组织的一次规模最大、组织严密的壮医药调查，为

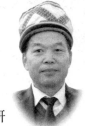

全区民族医药事业的发展打下了坚实的基础。

1993 年 2 月，中国中医研究所决定将广西民族医药研究所定为该院的民族医药研究基地，广西民族医药研究所增挂"中国中医研究院广西民族医药研究所"的牌子。

黄汉儒作为研究所的主要创始人，由于成绩卓著，从首任到连任该研究所所长，前后长达 26 年。

在取得的成绩面前，黄汉儒并没有满足，他要把"壮医"上升到"壮医学"的地位；要在临床与文献研究的基础上，将壮医药理论得以提升，否则壮医仍会被人当作"草医"看，仍得不到国人的认可，更谈不上登上中国民族医药的殿堂了。

摆在黄汉儒与从事壮医药研究人员面前的要亟待解决的艰巨任务就是根据壮医药临床理论与研究结果，创建一套完整的壮医药理论体系，这时中国中医科学院中医医史文献专业硕士研究生的身份派上了用场。

1995 年 5 月，黄汉儒在国家中医药管理局召开的全国民族医药学术交流会上，自豪地将他的长篇论文《壮医理论体系概述》向与会专家、学者们进行演讲，把"壮医药的智慧"彰显得淋漓尽致。

没人会想到，黄汉儒的这篇文章被永远载入中华民族医药学大家庭的史册。可以底气十足地说，黄汉儒的这篇

黄汉儒 壮医带头人

《壮医理论体系概述》，是迄今为止，国内外文献中对壮医在理论上较准确、全面、系统的总结和阐述，是壮医理论的"开山鼻祖之作"，使几千年的壮医药实践第一次上升到理论高度。文章在理论上准确地概括了壮医的基本原则，提出了壮医的基本框架。从此，壮医研究进入了规范化、系统化和科学化阶段，上升到理论高度。1996年6月，《中国中医药报》头版头条进行了报道，《中国中医基础医学杂志》刊登了这篇万言长文。

两年后的1998年12月，广西科技出版社出版了黄汉儒为第一作者的《壮族医学史》；2000年12月，广西民族出版社出版了黄汉儒主编的《中国壮医学》。

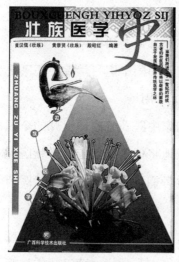
壮族医学史

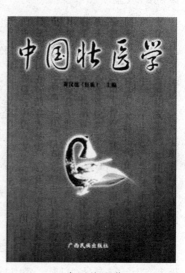
中国壮医学

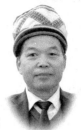

　　这两部著作，前者荣获桂版图书特别奖、中国民族图书一等奖和国家图书奖提名奖，被同行专家誉为"壮族发展史上的里程碑"。医史研究的突破，使人们进一步认识到，壮医药事业的发展是一种不可逆转的历史趋势，为壮医药的推广应用扫除了学术偏见和障碍。

　　虽然在壮医理论探索上取得了斐然的成绩，但黄汉儒并没有停下脚步。2002年2月2日，以黄汉儒为主要负责人的《壮医理论的发掘整理与临床实践研究》科研成果通过了专家鉴定，获得同行专家和国家相关部门的认可，实现了壮医药从经验上升为理论的历史性飞跃。

　　壮医理论体系的形成，使壮医药被引入现代高等教育，其为壮医本科教材的编写提供了理论支持；壮医理论体系的形成，促成了全国首家壮医医院——广西壮医院诞生，该院被列为全国重点建设的10家民族医院之一；壮医理论体系的形成，促进了卫生部正式批准壮医开展执业医师资格考试；促进了《广西壮药质量标准》《广西发展中医药壮医药条例》的颁布实施。对壮医药研究和诊疗规范化、标准化，以及壮药的产业开发均具有重要的指导和推动作用。

　　广西民族医药研究院的建立，使壮医药的研究和发展更上一层楼；然而作为研究院的主要创始人黄汉儒，他的"官"级并没有"更上一层楼"。这是黄汉儒不精于自谋最

黄汉儒壮医带头人

"弱智"的表现，但也是为壮医献身精神的表现。他虽生性倔强，但心慈，好深思，处事接物不拘泥俗套。

《庄子》里有关典故。楚王愿以高位请庄子做官，庄子谢绝了，并讲给国王使者一个故事：一个专吃腐肉的乌鸦，找到了一个腐败的老鼠，正在一棵树上大享其美味，这时一只仙鹤恰巧从旁边飞过。乌鸦以为仙鹤来抢它的美味，就发出尖叫的声音想把仙鹤吓走，但是仙鹤高飞到白云中去了。用这个故事来比喻黄汉儒的品性，是再贴切不过了。

黄汉儒教授对小人的争权争位不屑一顾。1984年，他就是广西中医学院科研生产处的副处长，到2003年退休之时，他仍然是个副处级干部。有人戏说他是"二十年一贯制"，他听了欣然一笑，仍旧沿着他自己的步伐前行。这种心态纯然发自他内心卓越和谐之所感，至于会招来何等后果，与他有何利害关系，他很少考虑。

年过古稀的黄汉儒教授，仍然沿着弘扬壮医药的方向，不断去开创他的新事业，他为壮医药事业发展所做出的卓越贡献，并不是"官级"高低所能衡量的。孔夫子曰："求仁而得仁，又何怨？"

青出于蓝，而胜于蓝，春满壮药之林。通过班秀文老师的引领和学生黄汉儒的传承与发展，壮医事业可谓后继

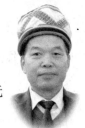

有人。对此古人有"龙虫雕作事，乐道不染尘""桃李无言，下自成蹊"的美誉。

岁月在变，但对壮医药的情结不变的黄汉儒仍然和年轻人一样，为自己钟爱的壮医药事业恪尽职守。有求必应的医德精神、仁心仁术、济世济民是黄汉儒一生的写照。岁月的残损毁灭不了生命力顽强的壮医药，然而却改变了"寒门"黄汉儒的命运，加深了黄汉儒和班秀文的师徒情缘。

今天的崭新时代，是壮医药发展的时节，坚信壮医学乃至民族医药的明天会更加美好。广西作为中国—东盟合作的前沿，近年来与东盟在传统医药方面的合作越来越紧密。许多业内人士认为，在发挥自身区域优势和特色、扩大和加深与各国之间交流合作的过程中，广西壮医药产业的发展将驶入快车道。

3. 伟人们的寄语

"人事有代谢，往来成古今。"

已逝的胡耀邦总书记与壮乡人结下了永不磨灭的情缘。他曾七次到广西，三次在南宁过春节。七访八桂，走遍壮乡。

用黄汉儒教授的话说，胡耀邦总书记请壮医看病，是他终生难忘的事情，也是他和同仁及壮族人最幸福的事情。

黄汉儒壮医带头人

1989年二三月间，中共中央原总书记胡耀邦同志（时任中共中央政治局委员）到南宁休息疗养。当得知广西正在进行壮医药的发掘整理，广西民族医药研究所已经创办并聚集了一批壮医药专家时，胡耀邦总书记便向有关部门提出请壮医专家为他诊疗。中央保健局和胡耀邦总书记夫人李昭同志都支持他的提议。2月15日晚上11点多，正当黄汉儒还在灯下整理民族医药古籍普查有关资料的时候，突然响起的电话铃声打破了他的思路。电话是自治区卫生厅王荣慈厅长打来的。王厅长在电话中用十分严肃而认真地语气说："胡耀邦总书记最近来到广西，现在南宁西园饭店下榻。他的身体出了点毛病，主动要求壮医为他治疗。我们研究以后，决定由广西民族医药研究所组织有经验的壮医专家，成立专门的医疗小组，明天上午9点30分前往西园饭店，为胡耀邦总书记诊疗。你亲自担任医疗组组长。区卫生厅保健处的霍远旺处长和中医处的王鉴钧主任医师也加入医疗组。这是个非常光荣的政治任务，也是向中央领导汇报壮医药情况的难得机会。你们班子一定要认真研究，全力以赴，特别是不能出任何差错。要争取最好的效果，要让胡耀邦总书记满意。"

　　黄汉儒放下电话，心情再也无法平静。他深感肩负的任务是艰巨的，担子沉重。但同时也深受感动和鼓舞。壮

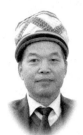

医发掘整理工作刚有所进展，研究所刚成立不久，中央领导同志就请壮医看病，这可不是一般的诊疗任务。时间紧急，刻不容缓。黄汉儒立即把刘智生副所长请来，共同研究商讨可行性强的医疗方案。最后研究决定，黄汉儒、刘智生、壮医问诊专家黄老五、壮医内科杂病专家黄正雄、保卫科长吴剑锋五人为医疗小组成员。

次日上午，医疗小组准时到了胡耀邦总书记下榻的西园饭店10号楼。霍远旺处长和王鉴钧主任也同一时间到达，一同到的还有区党委接待处张福贵副处长和区民委政治处韦建维处长。胡耀邦总书记夫人李昭同志告诉医疗组说："耀邦同志几十年为党和国家奔忙，积劳成疾，但他深信自身的抵抗力和恢复能力，平时是不肯轻易服药的。这次到广西，请你们壮医来，说明他相信你们。你们首先得说服他愿意服药，接受治疗。"医疗组组长黄汉儒说：请李昭同志放心。正说着话，胡耀邦总书记微笑着朝会客室走来，亲切会见了医疗组全体同志。接待处张处长向胡耀邦总书记简单介绍了医疗组成员：这位是黄汉儒同志，是医疗组的负责人，也是壮医药研究所的所长。总书记特意把黄汉儒拉到自己身边坐下来，问了壮医和壮医药研究所的情况。总书记说话时的语气令人愉快，而且包含一种对人的尊重、信任与鼓励。

黄汉儒教授把一同来的医疗小组成员也向胡耀邦总书记做了介绍。交谈中，胡耀邦总书记和蔼可亲，平易近人。他听了黄汉儒关于壮医和壮医药研究所的介绍，高兴地说："我在北京中医、西医都看过了，这次到广西，就想看看壮医。"作为医疗组长、壮医专家、中医专家汇集一身的黄汉儒，首先详细询问了胡耀邦总书记的病情，并诊察了他的气色、舌、脉，接着又让黄老五、黄正雄两位壮医专家为胡耀邦总书记诊察。

　　黄老五，又名黄鹏。男，壮族，生于1952年，广西东兰人。初中文化，自学成才。时任广西民族医药研究所壮医副主任医师，广西壮医目诊研究会会长。

　　1978～1982年间，根据壮族民间诊疗经验、兽医相马经验及个人临床实践，黄老五逐步总结出观眼辨病法，进而创立了壮医目诊法，诊断正确率较高。1986年，经广西壮族自治区卫生厅考核，黄老五调入广西民族医药研究所工作。壮医目诊法正式列为广西区级和国家部级科研课题。黄老五、刘智生撰写的《壮医目诊在临床上的应用》一文，被收入1991年《国际传统医药大会论文集》。鉴于壮医目诊的特色和优势，壮医目诊被德国传统医药研究院院长迪·顾·库莫尔誉为诊法"一绝"。

　　黄老五的壮医问诊让胡耀邦总书记和夫人李昭赞叹不

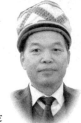

已："这真是壮医的'CT'呀！果然名不虚传。"

医疗组经过集体研究，认为胡耀邦总书记的病主要是气虚和腰腿部筋骨肌肉劳伤，于是制定了内服壮药与经筋推拿相结合的内外兼治方案。当时胡耀邦总书记身体很瘦，体重只有 50 公斤，但他仍坚持每天步行一万步，腰上挂着一个计步器。

黄汉儒对他说："首长，您最近宜减少运动量，配合治疗。"

胡耀邦总书记笑着说："那就走六千步吧！"

他同意医疗组制定的治疗方案，并表示积极配合。

从 1989 年 2 月 16 日到 3 月 5 日，黄汉儒带领医疗组根据治疗方案每隔 3 天左右到西园 10 号楼一次，连续为胡耀邦总书记实施诊疗。经过几次治疗，胡耀邦总书记感到病情明显好转。他亲自把从北京带来的苹果送给医疗组的同志，说："谢谢你们，你们辛苦了。"

一次，治疗结束后，胡耀邦总书记忽然若有所思地向黄汉儒打听起一位老干部："你们自治区卫生厅有一位叫周泽昭的老同志吗？他现在情况怎样？"

黄汉儒知道周老是位老红军，是区卫生厅的顾问，也是一位著名医学专家。于是告诉胡耀邦总书记："周老已经离休了，现在老家成都居住。听说在杜甫草堂附近给他修了房子"。

胡耀邦总书记听后感慨地说："你们知道吗？这位老同志不简单，曾经给毛主席、周总理当过保健医生，从战争年代走过来的，有大功呀！"

他又对黄汉儒说："安排好就行了。如果还没有安排好他的晚年生活，请你们向有关部门转达我的话，一定要尊重和保护好这位老同志。"

黄汉儒深深为胡耀邦总书记的话所感动，他很快把总书记的交代转达给了区卫生厅领导。

1989年3月9日上午，黄汉儒接到区党委接待处张副处长的电话："胡耀邦总书记身体恢复较好，很快要回北京了，他很感谢你们医疗组的同志，决定今晚在西园饭店宴请医疗组全体同志。"黄汉儒立即把这个好消息传达给医疗组的其他人员。大家激动和高兴的心情真难以言表。下午，大家准时到了西园饭店10号楼，胡耀邦总书记亲自到门口迎接。在张副处长的提议下，胡耀邦总书记满足了大家的愿望——合影留念，并亲切地对黄汉儒说："壮族是我国人口最多的少数民族，壮医药源远流长，内涵丰富，疗效确凿，贡献很大。你们一定要认真地把它发掘整理和发扬光大，让壮医药和中西医药一样造福人类！中央和地方都会支持你们的。"

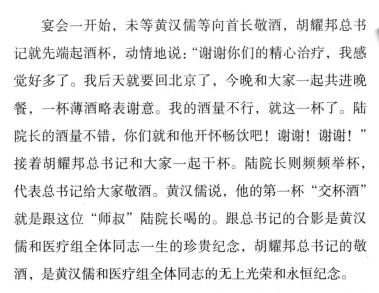

　　宴会一开始，未等黄汉儒等向首长敬酒，胡耀邦总书记就先端起酒杯，动情地说："谢谢你们的精心治疗，我感觉好多了。我后天就要回北京了，今晚和大家一起共进晚餐，一杯薄酒略表谢意。我的酒量不行，就这一杯了。陆院长的酒量不错，你们就和他开怀畅饮吧！谢谢！谢谢！"接着胡耀邦总书记和大家一起干杯。陆院长则频频举杯，代表总书记给大家敬酒。黄汉儒说，他的第一杯"交杯酒"就是跟这位"师叔"陆院长喝的。跟总书记的合影是黄汉儒和医疗组全体同志一生的珍贵纪念，胡耀邦总书记的敬酒，是黄汉儒和医疗组全体同志的无上光荣和永恒纪念。

　　壮医药的发掘整理、研究提高和推广应用，凝聚着党中央领导的关怀与自治区各级领导的大力支持，凝聚着广大壮医药工作者的辛勤劳动和心血付出，以及一批像黄汉儒这样优秀人才的执着追求。

黄汉儒 壮医带头人

八、守望着50年的红土地篇

1. "玄德" 欣誉全国人民的楷模

以德服人，则人自服；以力服人，则人难服。黄汉儒教授以其突出的医学成绩，当选为全国人民代表。

黄汉儒教授之所以深受人民的敬爱，是他以中医、壮医事业为己任，自始至终光明磊落，争理不争利。

历史上有这么一则故事。齐国国王派人送了一百斤金子给孟子，孟子拒绝了。第二天，薛国又送来五十镒金子，他却接受了。孟子的学生陈至秦十分奇怪地问道："如果说昨天不接受齐国的金子是对的话，那么今天接受薛国的金子就应该是错的。反过来，如果今天是正确的，那么昨天就是错误的。这里有什么道理呢？孟子说：'在薛国的时候，当地发生了战争，国王要我为之考虑设防的事，所以我应该接受我劳动所得的报酬。至于对齐国我没有做什么事，却赠金子给我，显然是想收买我，你哪里见过君子是可以用金钱收买的呢？所以，或辞而不受，或受而不辞，在我看来都是根据道义来确定的。"自古以来，君子爱财，取之

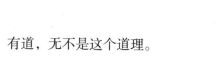

有道，无不是这个道理。

还有一则故事是这样的。据说，东汉乐羊子偶尔拾到一块金子，拿回来交给了妻子。妻子说："听人说有骨气的人不饮盗泉之水，因为它名声不好；廉者不受嗟来之食，因为不愿意接受侮辱。想不到你竟会因为一块金子而败坏自己的名誉。"乐羊子听了十分惭愧，赶紧将金子丢掉了。

唐玄奘为了普度众生，传播佛教，亲自到西方天竺取经，历经千辛万苦，险些丧命。但他为了信仰，置生死而不顾，明知路途艰险遥远，仍坚定不移地走下去。唐玄奘靠着对佛教的信仰战胜了各种艰难险阻，战胜了种种诱惑和劝说，终于取回真经。

黄汉儒把全国人民代表的头衔，作为工作的一种动力。这个荣耀对黄汉儒来说意味着一种责任，肩负着人民的希望，肩负着壮族人的重托。黄汉儒并没有把这个头衔当作升官谋利的手段，而是作为勤勤恳恳努力工作的动力。

先做人，做好人，后做事。这是黄汉儒当选为全国人民代表的法宝。但愿人们能学到黄汉儒的精髓，而不是那些皮毛的东西。

人的精神是一种文化的高级形态，是价值观、人生观和世界观的集中体现。文化是基础，精神是表现。文化的状态如何，决定人的精神特性；人的精神状态如何，则决定着事业的兴衰成败。

黄汉儒教授孜孜不倦地为壮医药事业努力工作着，他的理想就是让壮医药"润泽天下"，健康百姓，造福民众。

黄汉儒教授在发展中医、壮医事业中做出了突出贡献，被大家推选为全国人大代表可谓实至名归。从 1988～2002年，黄汉儒教授连续担任广西壮族自治区第六届、第八届区政协委员和第八届全国人大代表，又当选过区政协委员。

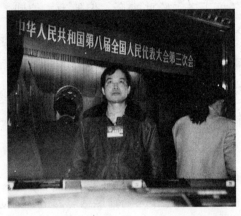

1995 年 3 月黄汉儒教授出席全国人民代表大会

黄汉儒教授把参政议政看作是党和政府对民族医药事业的重视和关怀，是人民群众对自己的信任和嘱托。他几十年如一日，始终认真履行这个职责，关注区情民意是黄汉儒每天的必修课。黄汉儒教授每年出席人大和政协会议时，特别关注人民群众对发展民族医药事业所提出的要求、

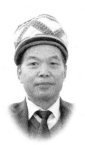

愿望和建议。他总是选择医药卫生状况较差的少数民族地区，深入调查研究，然后经过认真思考分析，写成调查报告或政协提案和人大建议案，郑重地向政协、人大等部门提出。他先后提出了《关于加强民族医药工作的建议》《关于在农村和城市社区推广民族医药适用诊疗技术的建议》《关于加强民族医药人才培养、创办民族医药大学的建议》，以及加强民族医药立法工作，保护民族药材资源、实现可持续发展的建议和设想。他的建议与设想得到了自治区有关部门和国家有关部委的高度重视。黄汉儒曾多次以人大代表或政协委员的身份，深入壮族聚居的百色市各县进行调研，倾听当地群众对发展民族医药特别是壮医药的建议。当他了解到百色地区有500多名民间壮医，每年为群众看病60多万人次，相当于三个中等县医院的门诊量时，立即向区人大和区政协反映，希望加强对民族医药的扶持与保护，为民族民间医生的合法执业开绿灯，从根本上解决人民群众"看病贵""看病难"问题。自治区人大在制定《广西发展中医药、壮医药条例》时，曾几次征询黄汉儒教授的意见，并请他列席自治区人大常委会会议。黄汉儒教授由衷地说："人大代表和政协委员不是官，是民意代表。不关注社情民意，不倾听人民群众的呼声，没有强烈的责任感和深入实际的精神，就当不好代表和委员，就会辜负人民群众的厚望和重托。"黄汉儒教授不仅是这么说的，也是这样做的。他的言传身教使他的部下在工作中没有一丝懈怠。与时俱进是黄汉儒等专家们的工作宗旨。

黄汉儒教授数十年来，虽然兼任职务颇多，如中国民族医药协会副会长、中国民族医药学会副会长、广西中医药学会副会长等，但他从来不把它们当作炫耀的"光环"，而是作为一种肩负的实实在在的社会责任，一丝不苟地履行着他的职责。黄汉儒教授担任职务最长的莫过于广西民族医药协会会长了。50多年间，黄汉儒教授曾担任广西民族医药协会副会长兼秘书长、法人代表11年；会长、法人代表12年，黄汉儒教授从没有利用职务之便，为自己谋过一丝私利，赚过一分不干净的钱。了解黄汉儒教授的人，以及他的众多患者，对他的人品都是评价有加。黄汉儒教授厚道的个性，也是人们乐于接触他的原因。从黄汉儒的同仁、属下到布衣贫民和患者，无论大事小事都愿意找他聊，无论大病小病都愿意找他看，一些民族医药的问题也愿意向他反映，他们把黄汉儒教授当作可以交心的朋友和兄长。

最典型的是一件发生在2008年3月的事，卫生部批准开展壮医执业医师资格考试，自治区卫生厅让黄汉儒教授出任专家组组长和首席考官。如此重任让他不能有丝毫懈

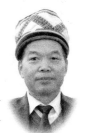

息。找黄汉儒教授的人"络绎不绝"，大有"群臣进谏"之势。无论多忙，黄汉儒教授总是不厌其烦地耐心回答来访之人，对民族医提出的一些问题，只要归他管，他都会着力解决好，让来人满意而归。对不是他直接"管辖"的事情，黄汉儒教授会第一时间向有关部门反映，尽可能协助解决。

黄汉儒教授任自治区卫生系列高级职称评审委员会委员和民族医药学科组组长长达10多年时间。对于各地上报的评审材料，黄汉儒教授总是十分认真、细致地审阅，从实际出发，做出客观、公正的评价，使符合条件的专业人员及时晋升高一级职称。

黄汉儒教授如今年已古稀，但无论是身为"四清"工作队队员、罗城仫佬县人民医院中医主任医师，还是铁路"三线"建设团医务工作负责人、广西中医学院生产处副处长、广西民族医药协会会长还是民族医药研究所所长，他工作中迈出的每一步都反映出他高尚的人格魅力和他对民族医药学、壮医药学无悔的追求。

黄汉儒教授的成功之路对于后学者来说，是引导，是借鉴，也是启迪。50多年来，作为壮族后裔的黄汉儒，有民族文化的底蕴，有热爱民族医学的理念，更有弘扬壮医传统文化的意志和灵性，薪火相传，以告慰壮族医学先哲们的在天之灵。

壮医药学在壮乡这片红土地上繁衍生息，创造了一个个辉煌的文明，壮医就是这个伟大文明宝库中的瑰宝。壮医伴随和滋养着一代又一代壮族人的生命与健康，为华夏民族医药学注入了新的生命力。

2. 淡泊名利，情系壮医

"惟大学问，曲高和寡；是真淡泊，身没志明"。

50多年来，黄汉儒为壮医药学的发展放弃了几次擢升的机会，岑寂独守着"壮医"，也是铺就了他"壮医药"理论研究的基石。在寂寞的时候，黄汉儒常常自言自语，这既适于反思，也适于他的科研工作。壮医的"第一个教授""壮医学泰斗"，对黄汉儒来说，再也没有比这个称谓更贴切了，这也反映了人们对黄汉儒的敬意，表现出他对壮医药研究终生不渝。黄汉儒为人类的健康事业贡献出了他毕生的精力，然而他的行政级别只是个"副处"，被有人戏称为"数十年一贯制"。

或许正是黄汉儒这种"不得意"，换来了他"壮医理论体系"诞生的"得意"。

对壮医学事业上的"得意"，黄汉儒教授以平淡而又平静的心态来对待人民给他的众多"光环"。他常对他的学生或徒弟们说这样一句话，"金钱、权贵乃身外之物"。对

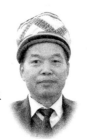

他来说，最关心的是壮医药研究，真笃而诚恳，完全发乎内心。

有人说，权利的盛宴，只是暂时的辉煌，不朽的才华，才具有永恒生命力。黄汉儒教授放弃了各种升迁机会，这是一种智慧的选择，因为他要点燃壮医药的香火。为了不让壮医药的香火断送在自己手里，他甘为人梯的崇高精神，成为民族医学界的楷模。

一个人、一个民族、一个国家总是"生于忧患，死于安乐"，一个经历忧患的人就会有理想的光照；一个经历忧患的民族就会有光明的前景。

黄汉儒正是一个忧患于壮医药崛起之人。他不惜牺牲生命，放弃做"官"的机会，默默无闻地"守望着壮医"。至今，黄汉儒的内心仍然保持着一块净土，这里只有"壮族医药学"的心事。

在高科技、知识爆炸与社会多元化变革时代的今天，众多无名英雄，正默默地为人类创造着财富，他们服务于人民，奉献于社会，用自己勤劳的双手兢兢业业地工作着，直到生命结束的那一刻。他们是"自古人生谁无死，留取丹心照汗青"的写照。他们的灵魂是不朽的、永恒的。

壮族祖先古骆越人在这里创造了稻作文化，用智慧创造了壮医。西方著名的科学家牛顿创造了三大定律，爱

黄汉儒壮医带头人

因斯坦的质能转换与守恒原理为人类物质文明的建设提供了科学方法。他们都给人类留下了不朽的篇章，正是他们胸怀"担当身前事，何计后身评"的大志，才创造出了人类的大爱。黄汉儒教授用朴质的心智，揭开了壮医千年的密码。

退居二线的黄汉儒教授，尽管行政级别只是"副处"，但他坦然地这样说："人贵有自知之明，我不是做官的材料，能当好这个所长就不错了。"真挚朴实的话语折射出黄汉儒教授的本质。他未在官场上动过心思，留下遗憾。走近黄汉儒，了解他的人都会发现，黄汉儒生活质朴，工作敬业，有学者风范。正应了古人所说的"士"的品格，也应验了"读书期有用，常怀报国心"的信仰。

笔者在想，真正的读书之人都应该有共同的心境，以读书追求"学以养心"，绝无任何功利思想。黄汉儒教授数十年治学只问耕耘，不问收获，只享受过程。他的人品道德构成了他名气的骨干，他的风姿之美构成了他精神之美的骨肉。

黄汉儒教授不太关心人家怎样评价他，尽管他成了现代壮医药的开山"盟主"，但也鲜为人知。一直到他的专著一连串破土而出，才引起国内外业内人士的高度关注。面对接踵而来的电台、电视台采访，他是这么说的："我年已

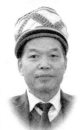

七十，七十老翁何所求，只希望把壮医药整理工作完成而已。在我有生之年，希望再把'中国民族医药大学'建起来。"很多人对黄汉儒教授很不理解，他如此拼着老命的工作图的是什么呢？那就只好由他们去说好了。黄汉儒教授对壮医药学的贡献，举世瞩目，他是我们学习的榜样。

黄汉儒教授自始至终所做的一切，不过因为他有一颗为繁荣壮医药学的拳拳之心。即使出现某些流言蜚语的时候，他也不改为壮医药繁荣学术的初衷。

黄汉儒在担任研究所所长和职称高评委委员期间，特别关心年轻人的成长，有几个本所的年轻同志和学院的年轻优秀人才，他都不惜花费心血把他们提到更高的领导岗位上，对其工作给予极大的支持。他把发展民族医药事业的任务留给了年富力强的年轻人，让他们前赴后继，他甘愿做铺路的石子。

甘棠遗爱，德信天下。2001年8月，黄汉儒正式办理了退休手续，把所长的位置让给了年轻人，希望他们能早日挑大梁，这也是黄汉儒作为壮医药"一个长者"的义务。

青成蓝，蓝谢青；师和常，在明经。黄汉儒虽然从所长的位置上退了下来，但研究壮医药的工作却始终没有停止。他要继续奋发图强，老而弥坚。

退居二线的黄汉儒，比以往工作更忙。年近古稀的他，依旧为壮医药学奔波着。仅 2007 年这一年，黄汉儒就从南宁往返北京十多次，主要是传、帮、带，向上级部门汇报工作，出席相关会议，参加全国重点民族医院及重点专科、重点项目评审等，"老骥伏枥，壮志不已"。

黄汉儒是壮医药的继承者、挖掘者、整理者，他对壮医药的研究扎根于民族医学大地。他能把握壮医药学的发展脉搏，捕捉民族医药学的心跳，以他独有的睿智和对壮医药学的细腻情感与执著追求，以"语不惊人死不休"的壮志继续探究着。

黄汉儒为中医、壮医耕耘了一辈子，对后学者来说，无论是引导抑或启发，都让人受益匪浅。在改革开放的春天里，在党中央的政策指导下，在黄汉儒的悉心呵护下，相信一批批壮医药学的后起之秀一定会在壮乡这片红土地上茁壮成长，壮医药学后继有人。

3. 夕阳余晖再创辉煌

古稀之年的黄汉儒还在发挥着余热，真乃有老有所为之雄心。黄汉儒教授被广西民族医药研究所聘为顾问，经常到全国各地区，以及东南亚各国和地区进行民族医药的学术交流。

莫道桑榆晚，为霞尚满天。50 多年如一日的黄汉儒教授，将在壮医药这门学问里继续不断地钻研下去。从他首

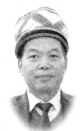

次提出对壮医药的发掘、整理，到壮医药成为既古老而又年轻的壮医药学之时，黄汉儒教授经历了从大学毕业到现在，度过了他从医的50多个春秋。在这50多年里，黄汉儒教授孜孜不倦地钻研学习，从未回过头、泄过气。不管遇到什么浪潮，始终没能撼动过黄汉儒的心。到底是什么让黄汉儒教授如此沉迷？那就是对壮医药的发掘与研究。

当过老师的黄汉儒教授，在学术上毫无保留地把自己身上的"武艺"传授给学生和弟子。他谦和地对学生讲述医道技术，他的医道人生可以用两个阶段进行概括。前25年是他"精通岐黄"，成为一名医术精湛、医德高尚的名中医；后25年是他"誉满壮医"的精彩典范。

在教学上，无论是对本科生还是研究生授课，黄汉儒教授总是不辞劳苦，常常奔波于全国各地讲学、诊病，传播中医或壮医药的新思路、新方法和新成就。黄汉儒教授的学生，无论是研究生、大学生、中专生、进修生还是中医医生，他们对黄汉儒教授都有一个共同的赞誉："黄汉儒老师治学严谨，精益求精，无私奉献，对学生平易谦和，关怀备至。"传授医术黄汉儒教授更是不厌其烦。对学生不但学术上要求高，在为人品行上要求更高。他率先垂范，实为楷模。

现在黄汉儒教授的学生、徒弟遍布海内外，许多已成

黄汉儒壮医带头人

为中医药、壮医药事业的栋梁和骨干。由于黄汉儒教授工作成绩卓著，荣获了广西壮族自治区政府颁发的"名老中医大师"证书。

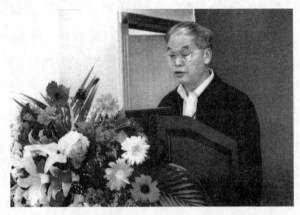

2010 年 3 月黄汉儒教授在西双版纳传统医药学上作报告

古稀之年的黄汉儒教授，依然把"穷莫坠青云志，老当怀骐骥心"作为自己的座右铭。回首 50 多年的心路历程，黄汉儒教授说："我首先是一名共产党员，是党培养了我，使我懂得了人生的价值；我从事的是'救死扶伤'的事业，这不是一种生财致富之道；公私难以兼顾，忠孝不能两全。"

"治病救人应基于塑造强健体魄的原则之上，不是像雕琢艺术品一样医治某个器官，而是通过集体的力量，特别是全社会的力量来塑造强健体魄"。

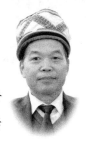

　　黄汉儒教授常对他的学生说，"行医首先行人"，还告诫学生要读活书，活读书，读书活，而且要身体力行，活到老，学到老。

　　"乐群敬业，医文并茂，厚德怀仁，继承发扬……杏林宝库，永放光芒！"

　　黄汉儒的医技传承者，他的弟子王柏灿是这样说的："50年来，黄汉儒所长怀着对民族医药的深厚感情，将自己的全部精力投入到了民族医药工作中。他身为所长，一方面要完成和处理大量的行政事务，一方面还要承担民族医药特别是壮医药的发掘、研究、临床验证工作。在他的主持和带领下，我们先后完成了对广西壮族自治区60多个县市的民族医药普查整理工作，收集民族医药验方、秘方1万多条，采制民族药物标本数千种，获得民族医药文物60多件，并普查登记了3000多名壮、瑶、侗、苗民族民间医生。1985年以来，研究所在上级的支持下，从无立身之地到先后建成包括一幢7层科研临床大楼在内的1万多平方米建筑面积具有浓郁民族风格的业务大楼。经过20多年的努力，今天，'广西壮医医院'6个硕大的霓虹大字在楼顶发出耀眼的光芒，也见证了广西民族医药事业艰辛的发展历程。黄汉儒教授50年来以顽强的拼搏精神和惊人的毅力，与其他所领导班子成员一道，共同带领全所（院）

黄汉儒壮医带头人

干部职工迎难而上，开拓创新，从开设具有浓郁民族特色的壮医门诊、通过组织程序在全区招收了10余名具有独特专长的民族民间医生到研究所工作，到创办《民族医药报》社、民族医药培训部、民族医药技术开发部等，把研究所办成了集医、教、研、办报、开发等多功能于一体的充满生机和活力的全国规模最大的省级民族医药研究机构。广西壮医医院在原研究所临床验证部，研究所附属医院的基础上于2003年挂牌成立。从此，壮医药有了一个由政府举办的较好的医、教、研基地，为壮医药事业的进一步发展打下了坚实的基础。"

作为壮医学科的学术带头人，黄汉儒教授集民族学、史学、医学、哲学、社会学于一身。他有精湛的中医、壮医技术，同时他还是壮医技术的继承者之一。黄汉儒教授薪火传承了一批弟子。因篇幅所限，在此仅介绍韦英才和王柏灿两个弟子。

韦英才，男，壮族，1966年出生，中医骨伤主任医师，硕士研究生导师，教授。1990年毕业于广西中医学院，1999年广西中医学院在职研究生班就读。现任广西民族医药研究院常务副院长，兼广西壮医医院院长，广西壮族自治区政协第九、第十届委员，广西壮族自治区科协第六届常委，国际医学手法联合会常务副主席，广西中医药学会

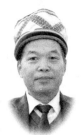

推拿专业委员会副主任委员，广西壮医经筋专业委员会主任委员，广西反射疗法保健协会常务副会长，广西民族医药协会副会长，广西骆越文化研究会副会长等职。主持国家支撑课题等 8 项，获广西科技进步二等奖 1 项，发表论文 20 多篇，入选广西新世纪"十百千"人才工程，为广西壮医经筋病学科的学术带头人。

王柏灿，男，汉族。1962 年出生，广西岑溪市人，中共党员，研究生学历，壮医主任医师、教授。现任广西民族医药研究院（广西壮医医院）院长助理，党政办公室主任，监察室主任，行政党支部书记，广西民族医药协会副秘书长，广西壮族自治区卫生厅民族医药古籍办副主任，广西壮族自治区壮医师资格考试领导小组办公室成员和专家组专家。

1984 年毕业于广西中医学院医疗系，1990 年考取广西中医学院硕士研究生，主攻中医、壮医针灸疗法研究，1993 年获医学硕士学位。1993 年后在广西民族医药研究所工作，长期跟师黄汉儒教授，为黄汉儒教授的学术继承人之一。先后主编和参与编写《中国壮医学》《中国壮医内科科学》《历史壮族医药史料荟萃》等壮医药著作，主编了壮医医师资格考试《壮医学》培训教材，在相关刊物发表学术论文 30 多篇。

黄汉儒壮医带头人

韦英才和王柏灿两位专家得益于黄汉儒教授的悉心栽培，今天已经成长为壮医学界上的精英。黄汉儒教授指导的数十个壮医医院院长也在不断地成长。

　　薪火相传，群星灿烂是黄汉儒教授心中的一个愿望，这个愿望就是在他有生之年，把壮医药的学术和技术传承下去。黄汉儒教授还将建立"中国民族医药大学"提上日程，为此，黄汉儒教授仍在奔跑着、呐喊着！

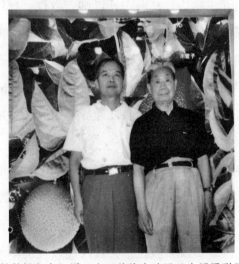

黄汉儒教授与老红军、广西壮族自治区卫生厅原副厅长覃波

　　黄汉儒教授在对民族医药文化传承与弘扬的问题上提出：要创办一所规模较大的中国民族医药大学，大学以民族医药学为课程主体，以民族医学、中医、壮医为主，以

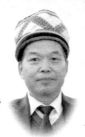

西医为辅。该大学是以传承与弘扬民族医药学为主、以现代医学为辅的综合性大学。民族医药的传承是重中之重。黄汉儒教授将它归纳为以下几种模式。

1. 现代中国民族医学教育模式：传承用现代的词语说就是教育，现代民族医学教育就是通过办学校来传播这个"教育"。"现代"的界限应该是建立一所"中国民族医药大学"的高等院校，以中医、壮医、苗医、瑶医、蒙医、维医、鲜医等民族医学为基础，以民族医药学为教育主题，培养少数民族壮医药学的后备力量。民族医药学所采用的教育形式、教育方法和教育模式，可以借鉴国内医科大学的形式，但以突出民族医药学科目为主。无论少数民族地区的学生还是汉族学生都同在这个中国民族医药大学里学习。

学校可以采用两套教材，既学习民族医药，如壮医、瑶医、蒙医、维医、鲜医等，又学习中医、西医，但主要以少数民族医药学为主，以现代医学科学为中介，在少数民族医学传承上，采取科学为辅助的互用互通方式，把它建设成为一个全新的少数民族医药大学，将古老的少数民族医药学在"去粗取精"后，改造为新的医药学，服务于人类健康。

人类的医药学思维、人类的智慧都可以这所少数民族医药大学为载体，如同我们电脑的"板块"，设计出来以后

黄汉儒壮医带头人

就可以批量生产。这个复制的过程，就不再需要我们一台一台地重新设计、重新制造。它的复制性很强，复制性就决定了它的规模性。现代教育之所以有这样大的规模，就是与现代科学这个特性相应的。还有一个方面，就是现代医学分科非常细，这也决定了现代教育的分科也很强。中国民族医药大学的这些特征，也充分体现在少数民族区域文化和医学等各个方面。用一个例子打比方：比如绘画艺术，我们看到西方的一幅油画，它给我们一种什么感受呢？它给我们一种实实在在的感觉，比如画人体，它是裸露的，整个人体充分暴露在你的面前，有时甚至每个毛孔也清晰可见。而回过头来看中国画呢？中国画不画人体，所展开的通常是一幅山水画，给人一种烟雨蒙蒙、缥缥缈缈的感觉，就像《老子》说的"恍兮、惚兮，其中有象"。用行家的话说，西洋画重写实，中国画重写意。一个一目了然，一个朦胧可见。这就构成了中西文化的差别。正是这样的差别，促使我们去思考中西方的教育，少数民族医药、中医、西医的教育应不应该有所区别呢？

少数民族医学已有两千多年的历史，在学术的传承上经验丰富，有些经验值得我们借鉴，这就是师徒相授。这样一种模式比较有利于这个刚从"深闺里走出的少女"——壮医药学，这门特殊学术的传承与弘扬。

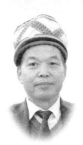

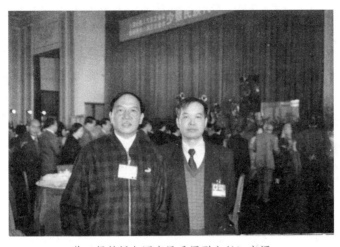

黄汉儒教授与国家民委原副主任江家福

　　黄汉儒教授这位年逾古稀的老人，仍然在为早日建成"中国民族医药大学"而忙碌着。南国这片深情的红土地是黄汉儒毕生精力的守望。

　　春华秋实，这是黄汉儒对民族医药乃至壮医药做出骄人业绩的时候。孔子曰："丘也闻有国有家者，不患寡而患不均，不患贫而患不安。盖均无贫，和无寡，安无倾。"民族医药的平衡发展何尝不是如此！壮医药历史悠久，资源丰富。尽管由于历史的原因，壮医药研究起步晚，但进展很快。经过数十年的努力，壮医药在机构建设、人才培养、科研开发、临床服务、学术推广等多方面都取得了可喜的成绩。但是壮医药研究仍面临许多困难和挑战。先天缺陷

黄汉儒壮医带头人

和后天投入的不足，使壮医药的研究和开发工作举步维艰。加之名老壮医人才的断层，以及医疗政策的不完善，阻碍了民族医药事业的健康发展。

随着改革开放和历史潮流的推进，随着医学模式的转变和疾病谱的变化，以及世界范围内回归自然、返璞归真的兴起，壮医药的发展空间得到进一步的拓展。新一代国家领导人实施的西部大开发战略，使壮医药的发展越来越被国人所关注。西部许多省区已经把发展传统医药作为新的经济增长点甚至支柱产业来抓。广西壮族自治区发改委主持制定并实施的包括壮医药在内的全区中医药产业发展规划显示，传统医药产业将成为该区的优势产业和支柱产业。壮医药由于具有资源优势明显、特色突出和知识产权自主等优点，将成为广西传统医药产业发展的突破口和切入点，为广西民族地区群众脱贫致富、为西部大开发战略实施做出应有贡献。

古稀之年的黄汉儒仍然在为壮医药事业的薪火传承奋斗不止。他认为，发展民族医药必须以医带药，如果没有民族医学理论体系的传承，而是废医存药，那么，民族医药是没有生命力的。因此黄汉儒建议，政府应加大投入，同时引导社会资金投入，在壮族人口聚居地区建立一批壮医医院和一座"中国民族医药大学"，为民族医学培养人

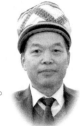

才，以更好地弘扬民族医药，让更多的人认识民族医药。只有这样，民族医药才能获得更大的发展。

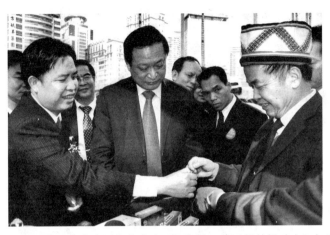

2008年"中医中药中国行走进广西"期间，黄汉儒教授（右一）为卫生部副部长、国家中医药管理局局长王国强（中）演示壮医技法

怀顾四周，遥望广袤无垠的红土地，追溯黄汉儒这位"壮医泰斗"走过的足迹，从中让人感悟或启迪颇多，壮医药薪火传承，后继有人。

回顾黄汉儒教授的一生，昔日他从忻城堡流村的大山中走出，用他悬壶济世的技艺惠及着仫佬乡村的百姓。他紧跟改革开放的步伐，赶考北闱，离乡背井独自到京都深造，学有所成后，挥泪辞别恩师的栽培。人在京城，心系百姓，情系壮乡。不老的壮医情怀，高尚的医德医风，为医一任，造福万方。

195

年轻的"壮医药",不老的心,黄汉儒教授对它柔情似水,至深痴情,"问世间壮医为何物,直教人生死相许"!

黄汉儒教授牵挂着壮医药,壮医药依恋着黄汉儒教授。

年已古稀的黄汉儒教授仍然与壮医药形影相伴。就是白驹过隙千年,也是那么和谐和默默地守望着。我们有理由相信,壮医药的明天会更加灿烂,壮医药将活力倍增地屹立在民族医学的"圣坛"之上。

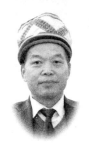

后　记

　　华夏民族医药的腾飞，凭借的是自身的垂天之翅。"大鹏一日同风起，扶摇直上九万里"。在遥远的上古，哲人庄子便想象着化为神奇的鲲鹏，然而这个理想不会太遥远了。壮族这个拥有华夏少数民族中人口最多的民族，其医药学的真正崛起就在今天。

　　壮族的先民们曾失去了医学的原始积累机会，但在改革开放的今天，壮医药学的"智慧"不会再失去为国人乃至世界人民的健康而服务的机会。人类的共同奋斗，终将建成一个"民族医药"的大世界。壮医药学将自己的"智慧"奉献于整个人类的健康事业，今天公正的医学"法官们"给予了这个民族客观的评价与审视，壮医药学将怀着感激之情歌颂伟大的中华民族人性之美。

　　日月催人老，天地隐玄幽。一个人的生命是有限的，一个人的探索能力也是有限的，但未知世界是无限的，人类对于未知的医学世界的探索也是无限的。高尔基曾经颇为遗憾地说："我们成年人不久将离开这个世界，我们将留

黄汉儒壮医带头人

给我们子孙们的是一份可怜的遗产。"因此,珍惜人的生命,珍惜人的健康,珍惜人对未知世界的探索,这对于我们,对于子孙后代,对于这个世界都是十分有益的。诚然,许多探索成果在问世的时候,与社会大众的普遍意识常常存在不完全一致的地方。在未来的岁月中,有些探索成果需要在实验室被证实,还有些探索成果需要在社会实践中被证明;有些探索成果在此地不能被证明,但在彼地将会证明。而所有这些都需要时间,需要智慧,需要理性去沉淀。

壮医药今天所取得的成绩,可以说是华夏民族医药发展史上的一个里程碑。壮医药的崛起与发展,正在被国人乃至西方的专家们所重视。民族医药的"大一统"是中国今后民族医药的"灵魂"。如果把它丢失了,民族医药就不能成为中国的"医药学国魂"了。传承了两千多年的民族医药,经过数百年的改革,在不断发展的现代化路上仍是"摸着石头过河"。壮医药从20世纪80年代起,经过30多年的努力,取得了斐然的成就。这些成就表明:壮医药的崛起与弘扬,需要更多像黄汉儒这样的壮医药学专家不断发掘、总结、分析、整理,使壮医药得到更好的传承。正是经过黄汉儒等大师们的不断努力,壮医药才能在理论上取得重大突破,产生对今后有指导作用的壮医巨著——《壮

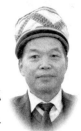

族医学史》和《中国壮医学》，它标志着壮医药第一次系统地总结和归纳了壮医药的治疗方法，为壮医药事业的进一步发展提供了坚实的基础。

黄汉儒教授研究壮医药从 1984 年算起，至今已经有 30 多年了。30 多年来，他和一批民族医药的捍卫者，为壮医药的发展倾注了全部心血，取得无数骄人的成绩。目前，广西正从人才、科研、药物种植、药品生产和壮医临床等对壮医药产业的发展进行规划。每当谈到对壮医药未来发展的看法时，黄汉儒这位备受尊敬的老教授则表现得无比自信。他说："我认为，民族医药前景光明，尽管存在很多困难，但我还是很有信心的。"

壮乡这块热土给了黄汉儒教授施展才华的机会和许多的关爱，也留下了他辛劳的足迹。这片红土地是黄汉儒教授奔波、奋斗、悲欢、眷恋过，融入生命和全部情感的地方。

当我们回顾黄汉儒教授和他的同仁们所走过的乡村和寨楼时，他们那种对壮医药事业发展的探索精神使我们的内心久久不能平静。我们敬仰他们对壮医药事业的执著精神，为他们所获得的成绩而欢欣鼓舞，同时也为他们面临的困难而感到担忧。然而真正让我们感到欣慰的是人们对壮医药认识的成熟和政府对发展壮医药产业扶持力度的

黄汉儒壮医带头人

加大。尽管现代医学在不断发展，给壮医药带来了不少挑战和冲击，但壮医药独特的疗效是中医乃至西医所无法替代的。

笔者曾试想沿着黄汉儒教授走过的路，去做一番体验，但时至今日只能是望尘莫及的叹息与敬仰！黄汉儒教授为了壮医药的崛起所走过的路是无法用多少"公里"来计算与衡量的。黄汉儒教授早年出道，似乎从未想过要当医生。由于父亲突病早逝，家庭的变故使得他追求理想和希望的脚步停止了。他放弃了自己当作家的理想，并为了壮医药放弃"升官"的机会。如此身世，让笔者情不自禁地联想到东汉时期名医张仲景的心路与足迹。

张仲景，名机，当过长沙太守，故有"张长沙"之称。张仲景早年出仕，似乎从未想过当医生。是建安元年一场突如其来的时疫改变了他的志向，也使中国历史上从此少了一位官吏，多了一位具有跨时代成就的医家。他在《伤寒论序》中写道，他的家族本来很大，有两百多人。然而由于疾病，不到 10 年的时间就死去了三分之二。其中十分之七死于伤寒。所以他悲痛万分，"感往昔之沦丧，伤横夭之莫救"。于是弃官从医。经过不断的努力，他在传染病治疗上取得重大突破，并留下一部至今仍指导中医临床的旷世奇著——《伤寒杂病论》。

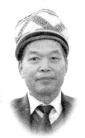

今天黄汉儒教授所著的《壮族医学史》和《中国壮医学》亦逆转了壮医药的"命运"，它们是时代变迁的代表，更是历史潮流的体现，亦反映出一种文明的规律，更是其他医学所不能代替的事实！

曾遭受歧视和苦难的壮医药学，将成为壮族发展和进步的精神食粮，心灵的伤痛从此开始愈合。

黄汉儒教授为此奋斗的人生心路历程戛戛独造，迸射的是生命的光辉，积淀的是壮医的智慧。笔者有幸撰写此书，心潮起伏，激动不已！倘若壮族每一个后裔都能像黄汉儒教授如此热爱自己的民族，那壮族的明天将是怎样的一幅景象！黄汉儒教授堪称"壮医药"的"守护神"，因为在他的心中，有红土地积成的"笔架山"作为依托，有奔流不息的珠江流域的红水河支脉予以滋润，这就是壮族人生活的源头，是黄汉儒等学者的摇篮。"笔架山"下的堡流村，黄汉儒教授生于斯，长于斯。他是喝着堡流村的水长大的，那里有他儿时的梦想。我们从黄汉儒教授的著作里，感受到了他对故乡的爱如同不离不弃的影子，始终不渝。

走近黄汉儒，笔者被他那广阔的"田野般的壮医药世界"吸引着，也被他的"百味人生"所震撼！用黄汉儒的话说："我的一生离不开壮医药，我的爱也与之息息相关。"是的，黄汉儒之所以对红土地爱得情深意笃，是因为他深

黄汉儒壮医带头人

深地爱着壮医药事业。堡流村的一草一木都凝聚了他的梦想，也留下了他奋斗的足迹和汗水。这块土地所蕴含的精神是伟大的，它质朴而深厚，散淡而神圣。生活在这里的土著后裔，祖祖辈辈在这块土地上默默耕耘，任劳任怨，无怨无悔，没有奢望，没有惊天动地的梦想，只把生命无声地融入这块土地之中。

红土地，一个壮族人赖以生存的地方，万古不灭的瓯骆发祥地。红土地，壮族生命的胞衣之地，我们对这片土地充满着感恩和敬畏之情。写下以上文字并非有什么攀附之心，而是对那些热爱自己民族的人有一种心灵深处的敬仰。笔者认为，在新的世纪，壮医药学将突飞猛进，不断绽放出璀璨的光芒。

"任重而道远，仁以为己任，不亦重乎？死而后已，不亦远乎？"无疑，壮族能有众多像黄汉儒教授为本民族医药鞠躬尽瘁、肝胆涂地的学者为之献身，壮医药这个古老、传统而又年轻的民族医学，将永远发扬光大。

壮医药曾经是"哀痛者"，但也是"幸运者"，在今天改革开放的洪流里它依旧汹涌澎湃。黄汉儒教授为了壮医药献出了全部精力，为壮医药的崛起"心忧如焚"。他是一世清贫的志士，是民族医药研究的"志愿者"。由他带领的这支"志愿者"队伍，是民族医药的脊梁和魂灵。

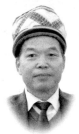

　　50 多年来，黄汉儒用他的青春与热血浇灌了民族医药，为壮医药的崛起"把脉问诊"，为民族医药学的发展"保驾护航"。他可以自豪地说，他没有辜负研究生导师对他的指导与期望，壮族也因为有这样的好儿子而倍感骄傲。笔者有幸为黄汉儒教授献上拙墨一笔，既可兴，又担心。可兴的事，我能从黄汉儒教授身上学到很多壮医药学知识，感受他对民族医药的那份热爱。着笔之前，我对壮医药是个"门外汉"，采访黄汉儒教授时，让我震撼的有两件事：一是黄汉儒教授放弃在北京工作和高薪待遇，回到经济欠发达的广西进行壮医药研究。二是黄汉儒教授为了发掘壮医药，放弃"升官"发财的机会，而且不止一次。这不得不让笔者为他的人品和学养而动容，于是决定为他撰写此书。然壮医药文化博大精深，为了写好这部书，我对黄汉儒教授进行了多次采访，从零开始阅读有关中医、壮医乃至西医方面的书，遇到不懂之时就向黄教授请教。我还通读了一些中医经典和壮医药手抄本，并到实地调查讨教，拜师学习。尽管仍不系统和扎实，但使我学到了很多。撰稿期间，除得到黄汉儒教授的悉心指导外，我还援引了一些医学名著、中医名人的观点，以使这部书的内容更加丰满。在此笔者对那些名医专家们表示由衷的谢意，若有不妥还望海涵。

黄汉儒壮医带头人

笔者特别感谢黄汉儒的太太林茵女士能够接受采访，感谢黄汉儒教授百忙中对我的悉心指导。从黄汉儒教授的身上，我学到了很多大学课堂上没能学到的东西。由于学识、资历尚浅，拙笔局限，差错之处难免，望请大家海涵。

　　感谢著名的"壮学泰斗"梁庭望为该书作序。感谢关心和关注本书的领导、专家、老师和朋友的大力支持与帮助，还要感谢北京大学宋燕婕同学，她牺牲了自己宝贵的时间，为本书进行了校对。

2015 年冬于北大燕园